DE

LA MIGRAINE

SA NATURE ET SON TRAITEMENT

PAR

M. LE DOCTEUR DE FAJOLE
Médecin de l'Hospice et de l'Hôtel-Dieu de la ville de Saint-Geniez,
Membre de plusieurs Sociétés savantes.

PARIS
ADRIEN DELAHAYE, LIBRAIRE-ÉDITEUR,
Place de l'École de Médecine
1868

DE

LA MIGRAINE

SA NATURE ET SON TRAITEMENT

PAR

M. LE DOCTEUR DE FAJOLE
Médecin de l'Hospice et de l'Hôtel-Dieu de la ville de Saint-Geniez,
Membre de plusieurs Sociétés savantes.

PARIS
ADRIEN DELAHAYE, LIBRAIRE-ÉDITEUR,
Place de l'École de Médecine
1868

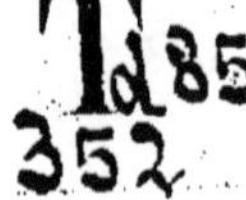

DE

LA MIGRAINE

SA NATURE ET SON TRAITEMENT

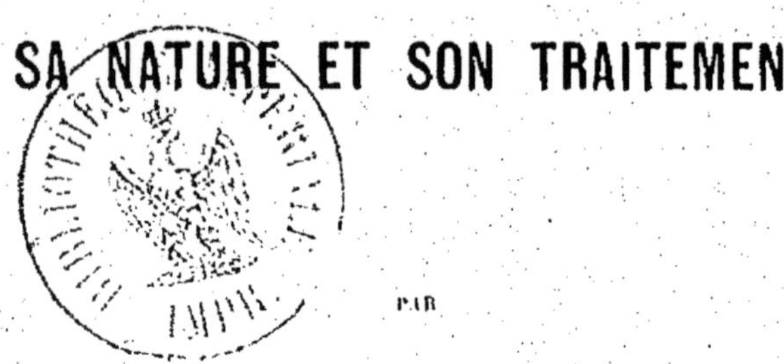

PAR

M. le Docteur de FAJOLE

Médecin de l'Hospice et de l'Hôtel-Dieu de la ville de Saint-Geniez,

Membre de plusieurs Sociétés savantes.

PARIS

ADRIEN DELAHAYE, LIBRAIRE-ÉDITEUR,

Place de l'École de Médecine

1868

DE

LA MIGRAINE

SA NATURE ET SON TRAITEMENT

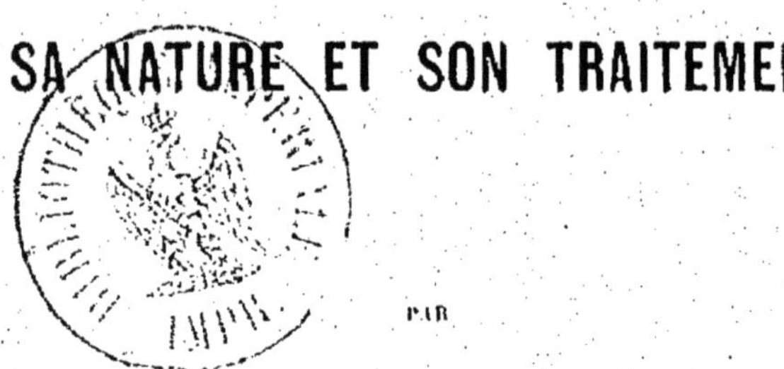

PAR

M. LE DOCTEUR DE FAJOLE

Médecin de l'Hospice et de l'Hôtel-Dieu de la ville de Saint-Geniez,

Membre de plusieurs Sociétés savantes.

PARIS

ADRIEN DELAHAYE, LIBRAIRE-ÉDITEUR,

Place de l'École de Médecine

1868

INTRODUCTION

Pourquoi certaines questions de pathologie, aussi vieilles, sans doute, que l'observation médicale elle-même, sont-elles obscures encore, et doivent-elles subir de nouveau l'épreuve d'un examen sérieux et d'une discussion approfondie ?... Je crois qu'il faut demander la cause de cet état anormal non-seulement à l'obscurité réelle des questions, mais encore à la négligence des praticiens, qui, voyant échouer leurs premières tentatives pour la cure d'une affection ordinairement légère et dont ils ne redoutent pas les suites prochaines, se laissent facilement aller à la conception, puis à l'affirmation d'une de ces vagues théories qui leur paraissent pouvoir contenter leur esprit et mettre à l'abri leur responsabilité.

Mais les théoriciens se remplacent, et les théories ne se ressemblent pas. Le champ des hypothèses est un vaste espace où chaque penseur peut toujours trouver un sillon prêt à recevoir les graines qu'il veut lui confier. On les répand, et l'on se repose ensuite, croyant en avoir assez fait. Mais, de toutes ces semences, combien demeurent infertiles!... A peine une graine ou deux donnent-elles des fruits dans l'espace d'un siècle entier. Le reste demeure infécond, et, dans peu de temps, il ne reste plus rien de tous ces efforts et de tout ce labeur.

Aussi, notre époque, fatiguée de tant de vaines promesses, ne veut-elle croire qu'aux faits, et n'admet-elle d'autre méthode que celle de l'observation. Pourtant cette préoccupation exclusive n'est pas elle-même sans dangers. L'énumération des faits est une méthode ingrate, qui ne peut vivre et s'élever qu'en se complétant au moyen de l'interprétation raisonnée.

C'est dans cet esprit que le présent travail est conçu. J'ai recueilli les faits qui m'ont paru les plus instructifs pour aider à tracer une bonne description de la migraine; puis je les ai creusés pour en retirer *la moelle*, et j'en ai longtemps en moi-même discuté la signification.

Puisse le lecteur juger que j'en ai donné la véritable interprétation!

DE

LA MIGRAINE

SA NATURE ET SON TRAITEMENT

CHAPITRE Ier.

APERÇU HISTORIQUE DE LA QUESTION.

On ne trouve dans les traités hippocratiques rien qui puisse passer pour une véritable description de la migraine. Un certain nombre d'aphorismes paraissent renfermer cependant quelques détails étiologiques, pronostiques ou curatifs et surtout diététiques, qui ne sont pas étrangers à notre sujet; mais tous sont vagues d'expression, et peuvent s'appliquer aux différentes espèces de céphalalgie. Ils ont été, d'ailleurs, cités par la plupart des auteurs anciens et suffisamment commentés. Je ne les répéterai donc pas, et me contenterai de reproduire une histoire tirée du 5e livre des *Épidémies*, histoire qui n'a pas encore été remarquée sous ce point de vue, et qui pourrait bien passer pour un cas de ces migraines graves et compliquées que je décrirai plus tard sous le nom de *migraines traumatiques*. « Phénix avait pareillement une » affection singulière. Il lui semblait souvent voir un *éclair*. » Bientôt après, il sentait une *douleur fixe à la tempe droite*, » avec une tension aux vertèbres du dos, et des efforts » comme pour les tourner sur l'épine en faisant des mouve- » ments horribles de la mâchoire. Il survenait ensuite un » *vomissement qui dissipait cet état, ou du moins l'apai-* » *sait*. La saignée le soulageait aussi. La potion d'ellébore

» lui faisait rendre des matières porracées et de toute cou- » leur (1). » Cette description ne s'éloigne guère de celle que donne Tissot de la maladie d'un officier autrichien, maladie que cet auteur considère comme une véritable migraine. Mais je n'insiste pas, cela ne peut avoir en somme pour nous qu'un intérêt secondaire.

Arétée de Cappadoce est le premier des auteurs connus qui paraisse avoir décrit à part notre maladie, qu'il appelle *hétérocranie*. Il note ses rémittences, ainsi que ses retours périodiques aigus ou franchement intermittents. « Les malades, » dit-il, sont lourds, paresseux; l'exercice de l'intelligence » paraît chez eux suspendu; ils fuient la lumière, les sons, » les odeurs, alors même que ces sensations peuvent être » habituellement agréables (2). » Le froid sec lui paraît devoir être considéré comme la cause de ce mal. Je n'entrerai pas dans les détails de son traitement, dont les saignées, les dérivatifs intestinaux et les caustiques font les principaux frais. Je me contenterai de faire remarquer qu'il recommande les promenades du matin, l'exercice après les repas, enfin les bains de mer et de sable chaud. N'est-ce pas encore aujourd'hui ce que nous devons ordonner bien souvent?...

Galien traite de la migraine en plusieurs endroits de ses ouvrages, notamment au livre 3 *De locis affectis*, et au livre 2 *De la composition des médicaments*. Mais il faut prendre çà et là, dans sa description de la migraine, de la céphalalgie et de la céphalée. Je remarque, à ce propos, qu'il est indispensable d'en faire autant pour la plupart des anciens auteurs. « La céphalée, dit-il, est une violente et opiniâtre douleur de » tête, dont les causes les plus légères amènent souvent les » plus sérieux accès. Le malade souffre dans ces moments-là » si violemment, qu'il ne peut supporter ni le bruit, ni la » parole, ni l'éclat de la lumière, ni même le plus léger mou-

(1) Hipp., *Épid.*, lib. 5, t. 4, p. 456, trad. franç. sur le grec; Toulouse, 1801.

(2) Aret. Cappad., *De causis et signis diuturn. morb.*, cap. 2 *De cephalea*.

» vement. Il se hâte, au contraire, de chercher la tranquillité » et l'obscurité de l'alcôve. Il en est de ce mal comme de » l'épilepsie; il procède par accès, et, dans l'intervalle, les » sujets affectés ne paraissent pas du tout malades (1). » Galien attribue les douleurs de tête à deux causes principales : 1° à la production dans le cerveau, ses ventricules et ses membranes, d'un esprit vaporeux et chaud, qui distend ces dernières; 2° à leur altération par des humeurs excrémentitielles bilieuses. Dans le premier cas, les douleurs sont tensives; dans le second, elles deviennent mordicantes. Son premier principe thérapeutique consiste à détourner ou à évacuer l'humeur qui est en excès ou déplacée. Ensuite, suivant les circonstances, il emploie les réfrigérants ou les échauffants, et, dans tous les cas, localement les astringents.

Le méthodiste Cœlius Aurélianus donne la définition suivante : « Les malades qui sont sous le coup d'un accès de » céphalée éprouvent une douleur violente occupant la » totalité ou seulement la moitié de la tête, douleur qui est » alors connue sous le nom d'*hémicranie;* ou les tempes, et » elle porte alors le nom de *crotaphon*. On la voit aussi gagner » les profondeurs de l'orbite, l'occiput, le cou, et jusques » à la région de la moelle, de telle sorte que, lorsque les » malades veulent s'asseoir, ils éprouvent des vertiges, des » éblouissements, des nausées, et des vomissements de matières bilieuses (2). »

Cœlius donne à entendre que ces douleurs occupent, suivant diverses opinions, tantôt les membranes du cerveau, tantôt le péricrâne, tantôt enfin la peau et les muscles superficiels. Il traite avec soin de l'hygiène de l'hémicranie, et dit formellement qu'il faut bien prendre garde d'éloigner tout ce qui pourrait rappeler l'accès, ainsi l'insolation, l'indigestion, les excès vénériens, les excès de boisson, etc., etc.

Il nous apprend que Thémison [illegible] fondateur de sa secte,

(1) Cl. Galeni, *De locis affectis, De compos. medicam, Sec. loca* (passim).

(2) Cœlii Aurel., *Sicc. Afri. morb. chronic.*, lib. 1, cap. 1, *De cephalæâ.*

employait dans cette affection la saignée de la veine et les lotions astringentes. Dans quelques cas, il préférait, au début de l'accès, les sinapismes aux membres, les frictions sur les articulations, et enfin les sangsues en grand nombre au front, aux tempes ou aux épaules.

Il ne sera peut-être pas sans utilité de faire remarquer ici que Cœlius Aurélianus, quoique méthodiste, et, par conséquent, fort ennemi des doctrines de Galien, qui, d'ailleurs, affectait de mépriser sa secte, se déclare avec lui pour l'emploi des astringents dans la céphalalgie. J'ajouterai que les exercices variés, actifs et passifs entraient fréquemment dans sa thérapeutique, et ce m'est une preuve de la réalité de ses observations. Le soin qu'il apportait à la direction du régime mérite bien aussi d'être signalé.

Après Cœlius, je ne dois m'arrêter d'abord que devant le travail d'Alexandre de Tralles, qui dut, sur ce point comme sur plus d'un autre, se servir des idées de Galien, idées dont il sut fréquemment tirer un bon parti, mais qu'il discuta parfois, non sans succès.

Si cet auteur estimable a cédé quelquefois, dans la désignation du traitement, au goût ridicule de son temps pour les amulettes et les formules superstitieuses, goût qui, du reste, devait aller en croissant après lui, et persister jusqu'à l'époque de la véritable renaissance des études médicales, il a par lui-même sérieusement observé. Ses descriptions symptomatiques sont exactes; son diagnostic est étonnamment précis pour le temps. Je vais, du reste, en donner une idée en analysant son petit traité de la migraine, qui laisse bien en arrière non-seulement ce qu'on avait écrit avant lui, mais aussi ce que plus d'un moderne a fait quinze siècles plus tard.

Alexandre spécifie suffisamment l'hémicranie, et, tout en distinguant celle-ci de la céphalée et de la céphalalgie, il rappelle et applique à la détermination de son étiologie ce qu'il a déjà noté dans les chapitres destinés à ces affections.

De plus, il a soin de noter ce que ces indications offrent ici de spécial. La migraine est produite, dit-il, lorsque quelque humeur excrémentitielle fixée vers la région céphalique se résout en vapeurs, ou bien irrite les organes tous les jours, ou par intervalles inégaux ou réguliers. Lorsque tout le reste du corps paraît libre d'humeurs excrémentitielles, le médecin doit porter son attention vers la tête, et diriger vers cette partie tout l'effort de la médication.

Si le mal vient, au contraire, des autres parties du corps, il faut examiner attentivement quelle est l'humeur qui s'y trouve en excès. Il est certain, alors, que l'on doit essayer d'en débarrasser l'économie; on y parvient par l'ouverture de la veine si c'est le sang; si c'est quelque autre humeur, par une évacuation appropriée.

Ces principes posés, notre auteur cherche surtout la cause de la migraine dans le malaise de l'estomac, qui ne digère pas convenablement, ou qui contient des matières bilieuses ou pituiteuses. Cet état anormal a pour première cause l'intempérie chaude ou la froide. Dans le premier cas, on emploie les rafraîchissants; dans le second, les échauffants. Parmi ces derniers moyens pris surtout dans le régime diététique, Alexandre recommande le garum étendu d'eau, l'oxymel et les poireaux. Je citerai encore, parmi les autres mets qu'il ordonne, les confitures de coing additionnées de poivre et de gingembre, le cerfeuil, la carotte sauvage, les asperges de marais, la bette avec la moutarde et les câpres.

Si l'estomac est souffrant parce qu'il ne peut se débarrasser d'humeurs pituiteuses ou bilieuses qu'il contient, on a recours à l'emploi des purgatifs, qu'il compose surtout d'aloès, de coloquinte, de scammonée et d'euphorbe.

Lorsque la bile est seule en question, Alexandre recommande les bains tièdes fréquents, une nourriture humectante, l'usage des mauves et de la laitue, le tout comme préparation à l'usage des purgatifs.

Notre auteur ne s'en tient pas, du reste, à cette médication générale, dont on doit trouver encore de nos jours les principes excellents; mais il fait aussi la part de la localisation de la douleur, et emprunte à Galien ses liniments antispasmodiques et astringents (1).

Si je voulais faire un exposé complet des opinions successivement émises sur la nature et le traitement de la migraine dans le cours des siècles, je devrais poursuivre cette étude dans les livres des médecins arabes et des rares auteurs européens du moyen âge. Mais, outre que ces auteurs ne me sont guère connus dans les détails de leurs travaux scientifiques, je sais assez de leur histoire pour augurer que je ne trouverais chez eux rien de bien neuf et de réellement utile pour mon sujet.

Les Arabes commentèrent Galien, et enrichirent peut-être la matière médicale. Il faut louer quelques-unes de leurs tentatives chirurgicales; mais ils n'ouvrirent, en somme, à la science aucune voie véritablement nouvelle et féconde.

Quant aux rares écrivains chrétiens du moyen âge, ils ont laissé peu de traces. La médecine, j'entends la science médicale, réfugiée au Mont-Cassin ou dans quelques autres couvents, n'y produisit que des traductions ou des compilations.

Les maximes de l'école de Salerne, écrites par Guillaume le Conquérant, renferment quelques axiomes applicables au sujet qui m'occupe. Mais ces rares vérités sont noyées dans un océan de puérilités de versification et de doctrine d'où il m'importe peu de les dégager.

Je ne m'arrêterai, dans cette course rapide à travers les siècles, que devant la figure de Fernel, qui, quoique partisan des doctrines galéniques, ne suivit pas son maître en esclave, et voulut aussi contrôler ses assertions. Et certes, c'est un signe de réelle valeur que l'indépendance scientifique dans l'époque où il vivait. La céphalalgie, la céphalée et l'hémicranie, affections douloureuses, ne peuvent, d'après Fernel, avoir leur siége que dans les méninges et le péricrâne, membranes douées d'une excessive sensibilité.

(1) Alex. Trall., *De arte medicâ*, Joh. Gunterio andernaco interprete, lib. I, cap. 12 (passim).

Ces membranes peuvent souffrir par suite d'une cause extérieure, telle que la chaleur, le froid, une blessure, une odeur forte, et par suite aussi d'une cause intérieure qui les laisse sous le coup de quelque *intempérie*, les frappe, les tiraille ou les distend. Lorsque la douleur est âcre, comme rongeante ou perforante, elle provient d'une humeur ou d'une vapeur bilieuse et âcre qui atteint les membranes. La douleur gravative provient de l'abondance des humeurs froides et pituiteuses. La douleur tensive provient de l'excès des flatuosités ou des humeurs plus douces *(mitiorum)* qui s'insinuent entre les os ou le péricrâne, ou entre le crâne et la dure-mère, et écartent ces membranes des os où elles sont fixées. La douleur pulsative reconnait pour cause le sang ténu et chargé de bile, ou de l'esprit sanguin trop abondant, qui fait que les artères gonflées et distendues viennent battre violemment contre les membranes.

Fernel reconnait parfaitement les céphalalgies critiques, et celles qui proviennent du malaise des parties plus ou moins éloignées de la tête, et spécialement de l'estomac. Dans ce dernier cas, il conseille d'avoir recours aux astringents et aux toniques. Il distingue encore et apprend à combattre les migraines sanguines, bilieuses, pituiteuses, etc., etc. (1)

Après ce savant encyclopédiste, la théorie de la distension, de l'érosion, de la divulsion des membranes cérébrales a régné souverainement dans l'école, et les seuls changements qu'elle a subis n'ont eu pour but que d'accommoder avec le système en vogue la production de ces divers effets.

Sauvages, qui fut au XVIIIe siècle le créateur du premier système de nosologie, c'est-à-dire de classification méthodique des maladies, puisa, dans la lecture des anatomo-pathologistes de son temps, Fabrice de Hilden, Bonnet, Valsalva, Morgagni, le germe et le goût d'une trop grande subtilité de localisation, dont la précision apparente n'aboutit, en fin de compte, qu'à déterminer une plus grande obscurité. C'est ainsi qu'il divise

(1) Fernelii, lib. 5, *Pathol.*, cap. 1.

la migraine en une dizaine de variétés, qui n'offrent presque absolument rien de pratique ou d'utile. Mais il eut une réelle influence sur les écrivains de son époque. Chaussier fit de la migraine une névralgie frontale. Pinel, embarrassé sans doute, n'en parle pas du tout dans la première édition de ses œuvres, et se contente plus tard de la confondre avec les névralgies de la face.

Enfin, le commencement du XIXe siècle vit le système de Broussais, comme un arbre aux riches promesses, naître, grandir, et couvrir le monde médical de son ombre absorbante. Sous la domination de cette école qui promettait tant, mais qui ne servit peut-être, en fin de compte, qu'à démolir de vieux abus, la véritable signification des névroses fut complètement méconnue.

Mais avant cette époque, et sans arrière-pensée de classification, un médecin, homme d'esprit et sagace observateur, penseur délicat et toujours ingénieux, avait étudié, non sans fruit, la migraine dans son Traité des nerfs et de leurs maladies. Tissot est le dernier des médecins qui, tenant encore à la chaîne hippocratique, cherchaient à retrouver dans les écrits des anciens, éclairés par les démonstrations et les études contemporaines, la véritable nature des maladies.

Le médecin de Genève donne dans son ouvrage de nombreuses observations, tirées soit de sa pratique étendue, soit des ouvrages de ses prédécesseurs. Si l'on peut lui faire à ce sujet un reproche, c'est d'avoir négligé de ranger méthodiquement les faits recueillis. En somme, c'est à un vice de l'estomac qu'il demande la cause de la migraine. C'est l'irritation du lacis nerveux de ce viscère, qui se transmet par de nombreuses anastomoses aux rameaux de la cinquième paire, et spécialement au nerf sus-orbitaire.

Tissot, évidemment, allait trop loin; mais, comme tous les systématiques, il a rendu de sérieux services à la science, en épuisant tout ce que l'on pouvait dire sur la migraine stomacale, une des plus fréquentes variétés de la maladie.

Depuis Tissot, l'étude de la migraine, comme je l'ai déjà

dit, longtemps négligée, fut reprise dans la première moitié de ce siècle par Deschamps, qui l'attribua sans aucune bonne raison à une affection des sinus frontaux, par MM. Pelletan, Piorry et Labarraque. Les mémoires de ces auteurs ont, depuis lors, aidé les auteurs classiques dans les descriptions qu'ils ont données de la migraine. Si je n'en parle pas moi-même en détail, c'est que je crois utile d'arrêter ici cet historique, et que, d'ailleurs, le nom comme les doctrines de ces médecins reviendront souvent sous ma plume dans le courant de ce travail. Je déclare toutefois, avant de clore définitivement ce chapitre, que ce n'est point une vaine inquisition historique que je viens de faire, trop longuement peut-être pour le lecteur, mais que je n'ai fait dans cette revue que chercher et mettre à part les matériaux qui devront me servir plus tard pour le parfait achèvement de mon œuvre.

CHAPITRE II.

DÉFINITION DE LA MIGRAINE. — LES SYMPTÔMES.

Je me contente, pour le moment, de définir la migraine : une névrose douloureuse, occupant habituellement un des côtés de la tête, et revenant par accès régulièrement ou bien irrégulièrement intermittents. Si toute définition doit être une description abrégée et renfermer en même temps l'affirmation de la véritable nature de la maladie, celle que je viens de donner doit paraître essentiellement insuffisante. Je la regarde comme telle, et me réserve de la compléter plus tard, alors que je pourrai la présenter au lecteur suffisamment autorisée par les premières parties de mon travail.

Les symptômes de la migraine ont été généralement bien observés, et cela tient, je crois, à ce que les auteurs qui les ont énumérés et décrits ont pu, la plupart du temps, se prendre eux-mêmes pour sujets d'observations. Je ne puis, sous ce rapport, guère ajouter aux détails donnés par les médecins modernes, et je me contenterai de résumer aussi complètement, mais aussi succinctement que possible, les principaux troubles généraux ou locaux caractéristiques de cette affection.

Bien rarement la migraine attaque vigoureusement d'emblée le patient. Son début est insidieux, et se distingue bien par là du début des véritables névralgies. La plupart du temps, le malade éprouve d'abord de la lourdeur de tête, un peu de fatigue générale, de la tendance à l'inertie physique et intellectuelle; il y a de l'inappétence, un malaise indéfinissable, et une sensation de froid à l'épigastre. Dans quelques cas, au contraire, ce sont des prodromes tout opposés. C'est une activité nerveuse peu ordinaire, c'est un appétit vif et qui ne peut guère être assouvi. On constate de la pesanteur d'estomac, des retours aigres, acides, gazeux, comme dans les observations de Willis et de Tissot. Ce dernier écrivain et M. Pelletan ont noté, chacun dans un cas, une aversion inaccoutumée pour le tabac, survenant quelques heures avant l'accès. D'autres ont observé des bourdonnements d'oreilles, et Tissot même une véritable surdité.

Mais le plus important de ces signes avant-coureurs est le trouble plus ou moins considérable de la vision, symptôme accidentellement signalé par les anciens observateurs, nettement isolé et bien décrit par M. Piorry, et dont j'ai pu moi-même constater plusieurs fois l'existence. Comme il est très-important pour le traitement abortif de saisir la maladie précisément à ce point, je vais en reproduire le tableau tracé par le célèbre professeur : « Au moment de l'invasion, la vue » est moins nette ; on éprouve une sensation très-analogue à » l'éblouissement ; il semblerait qu'un nuage se manifeste au » centre de l'image qui se peint sur la rétine ; peu à peu, le » point terne qu'on observait s'étend ; bientôt, et après une ou » deux minutes, se dessine à l'entour de l'espace obscurci un » arc de cercle lumineux, coloré chez quelques individus, » mais pâle chez d'autres, disposé en zig-zag, agité par une » sorte d'oscillation continuelle. D'abord très-petite, cette

» portion de cercle grandit, en même temps que le point » central obscurci commence à s'éclairer, et, se développant » de plus en plus, scintillant continuellement, semblant se » rapprocher successivement de la circonférence de l'iris, » l'arc lumineux finit par disparaître, lorsqu'il arrive à l'ex- » trémité du champ de la vision. Que l'œil soit ouvert ou » fermé, l'hallucination continue, mais elle se dessine mieux » dans un demi-jour ou dans les ténèbres que dans une » lumière vive....... La durée de cette première lésion varie ; » ordinairement elle ne dépasse pas quelques minutes ; quel- » quefois l'image met une demi-heure à parvenir à son » entier développement (1). »

Je veux insister aussi sur un signe que j'ai donné au début de ce chapitre, et qui est précieux au même titre que celui-là. C'est le malaise épigastrique, dans la migraine stomacale par atonie. L'estomac semble délaissé par l'afflux sanguin ; si cet organe contient des aliments, la digestion ne se fait pas, et le maladea lors a conscience d'un véritable refroidissement local.

Dans tous les cas, et quels que soient les prodromes, voici les symptômes essentiels qui commencent à se déclarer. Et d'abord, la douleur. Assez supportable au début, et de carac- tère ordinairement tensif, elle occupe la région occipitale, la temporale, ou l'orbitaire. La pression la soulage d'abord, pour la laisser subsister ou même s'augmenter ensuite. Elle fait des progrès, s'étend aux côtés du nez, dans les profondeurs de l'orbite, *jusqu'aux racines de l'œil*, comme disaient les an- ciens, et semble enfin pénétrer dans le cerveau. C'est là qu'elle acquiert son plus haut degré d'acuité; de tensive ou simple- ment contusive, elle devient pungitive, lancinante, térébrante; elle épuise la patience du malade, et se prête en définitive d'autant plus mal à la description, qu'elle paraît varier de ca- ractère dans chaque cas particulier. C'est à ce point, que nous allons nous trouver en présence de ces faits incroyables d'é-

(1) Piorry, *Collect. de mém.*, p. 409.

cartement des sutures du crâne, partout répétés, avec assurance par les uns, sous les réserves d'un doute prudent par les autres, quoiqu'ils aient pour garants Fabrice de Hilden, Stalpart Van-der-Wiel, et d'autres auteurs de renom. Tissot lui-même est étonné de cet effet imprévu, et ne peut l'attribuer qu'à une violente contraction des muscles crotaphytes. J'avoue, pour ma part, que, dans l'état actuel de la science, je ne vois rien qui puisse permettre d'admettre de semblables désordres transitoires, et je suis tenté d'exiger le complément nécroscopique de l'histoire de ces infortunés patients. Rien de tel n'existe malheureusement pour l'autorité de ces faits. Ce que l'on rencontre beaucoup plus fréquemment, et ce que la pratique ordinaire permet de constater journellement, ce sont des mouvements spasmodiques, infiniment plus légers, occupant les petits muscles du nez, ceux des paupières, parfois même tout un côté de la face, et s'irradiant de là le long du cou jusqu'à l'épaule. Les convulsions pourraient même s'étendre à tout un côté du corps, s'il faut en croire quelques cas notés par Tissot. Le même auteur donne des histoires de malades chez lesquels il était ordinaire de trouver des fourmillements, de l'engourdissement dans les membres d'un côté. Ce sont encore là de rares exceptions, et qui doivent probablement appartenir aux variétés soit pléthorique, soit traumatique.

Dès que les symptômes spasmodiques et douloureux sont parvenus à ce degré, les malades sont obligés de s'aliter. Ils recherchent l'obscurité de l'alcôve, dit Galien; la lumière, le bruit, les odeurs, tout les fatigue. Le moindre mouvement devient pénible et renouvelle ou exaspère les douleurs céphaliques. Aussi restent-ils ordinairement immobiles, et attendent-ils dans l'obscurité la fin de leur accès. Celui-ci se termine fréquemment sans crise d'aucune sorte; le sommeil survient au bout de quelques heures, et le malade, au réveil, n'éprouve plus qu'un peu de vague cérébral, un peu de fatigue générale, conséquences de son précédent état.

Cependant quelquefois, et dans la grande majorité des ac-
[illegible] nouvel accident complique la scène patholo-

gique : je veux parler du vomissement. L'hémicranique est averti de l'imminence de ce symptôme par des nausées, des rapports gazeux, acides ou comme salés. Bientôt surviennent des retours alimentaires ou glaireux, et enfin de véritables vomissements, composés de matières alimentaires ou des produits de la sécrétion gastrique, suivant l'heure d'invasion de l'accès, et, vers la fin, de matières vertes et bilieuses. Les secousses qui en sont le résultat portent à leur summum les douleurs hémicraniques. Alors, les expressions de coups de marteau, de déchirure du cerveau, d'écartement des os du crâne, sont employées par le malade qui veut donner une idée de ses souffrances. Heureusement le calme remplace bientôt ces troubles si violents, et les derniers vomissements ferment la marche des symptômes douloureux. Le bien-être reparaît petit à petit, le patient repose tranquille, ou bien même il s'endort, pour cette fois encore guéri.

Voilà, rapidement tracé, l'ensemble des symptômes essentiels qui caractérisent l'accès de migraine.

Quelques complications peuvent pourtant se présenter. J'ai déjà parlé des troubles de la vue, des contractions spasmodiques soit des fibrilles musculaires, soit de muscles entiers. On peut observer encore un peu d'embarras dans la langue, de la dureté d'ouïe, des sifflements et des bourdonnements d'oreilles, de l'injection oculaire, du larmoiement, et parfois des battements énergiques appréciables dans les artères temporales, enfin de véritables ecchymoses, principalement conjonctivales. Il ne me paraît pas essentiel de rechercher quel est le lieu d'élection le plus fréquent des phénomènes douloureux. On les constate tantôt à droite, tantôt à gauche, quelquefois même des deux côtés et partout à la fois. Malgré ces dérangements divers, la circulation ne présente pas de troubles bien notables. Quelquefois, pourtant, le pouls s'affaiblit, et j'ai pu l'observer, dans un cas, petit et dépressible. Mais c'est une rare exception. Parfois encore, mais non pas plus souvent, il est fort et bondissant, et cet état coïncide alors avec d'autres symptômes de congestion ou d'hydrohémie.

Quelques observateurs assurent avoir constaté des urines à sédiment tantôt blanchâtre, tantôt briqueté. Ordinairement ce liquide est copieux, incolore, tel enfin qu'on le rencontre à la fin de toutes les indispositions nerveuses à type rémittent.

Dans l'intervalle des accès, les malades jouissent de leur habituelle santé. Voilà les principaux symptômes de l'accès de migraine, en général. Je reviendrai sur quelques particularités, en décrivant les variétés de cette affection, ainsi qu'à l'article du diagnostic.

CHAPITRE III.

DES DIFFÉRENTES ESPÈCES DE LA MIGRAINE.

Je suis conduit, par la considération des faits, à diviser mon sujet, et à établir l'existence, au moyen de bonnes observations, des différentes variétés de migraine, qui seront distinguées comme le montre le tableau suivant :

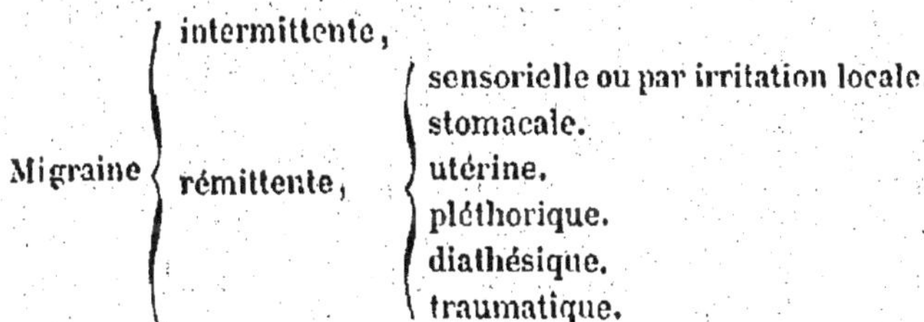

Cette division est établie pour faciliter la recherche de la véritable nature de la migraine, et pour servir de base à la sélection du traitement. Je suis loin toutefois de la considérer comme parfaite. Si, grâce à son secours, l'immense majorité des faits peuvent être classés, quelques-uns peut-être pourront échapper à son cadre; quelques autres pourront rester difficilement isolés bien nettement dans la catégorie que je leur aurai fixée. En somme, elle aura quelques-uns des défauts inhérents à presque toutes les classifications scientifiques et médicales ; j'espère cependant que son utilité sera justifiée par la suite de ce travail.

§ 1er. — *Migraine intermittente.*

Un des caractères les plus fréquents de la migraine, c'est d'offrir le type intermittent. Ce type a presque de tout temps frappé les auteurs qui se sont occupés de cette maladie, et tous en ont présenté quelques exemples, plus ou moins intéressants par la franchise et la netteté d'allures de l'affection, ou bien encore par leur singularité. Dans ce dernier ordre de faits, on doit ranger en première ligne le cas de migraine horaire observé par Juncker et cité par Tissot. « M. Juncker a donné » l'histoire d'une migraine très-singulière qu'il appelle migraine » horaire. Depuis cinq ans, elle n'avait pas quitté la malade, » qu'elle avait saisie après une couche qui l'avait laissée lan- » guissante : elle l'attaquait à toutes les heures du jour et de » la nuit, durait un quart d'heure, finissait, et revenait à » l'heure suivante (1). » N'ayant pas entre mes mains le travail original de Juncker, je ne m'explique pas trop comment cet auteur, qui, dans sa *Nosologie*, regarde la migraine comme une variété de rhumatisme, est parvenu à se rendre compte de ce singulier effet. Je n'y insiste pas.

C'est presque au même titre que je dois parler du cas observé par Salius, cas auquel Sauvages a fait l'honneur d'un paragraphe dans sa *Nosologie méthodique*, et dont il donne un résumé sous le nom de *migraine lunatique.* « La migraine » lunatique est celle qui revient tourmenter les malades tous » les huit jours environ, ou bien selon chaque phase diverse de » la lune. L'auteur a observé trois personnes atteintes de ce » genre d'affection, parmi lesquelles il doit citer un domini- » cain qui avait souffert pendant trois ans et sept mois, à » chaque huitième jour de la lune, d'une douleur très-aiguë » au niveau du muscle temporal. Cette douleur survenait

(1) Tissot, p. 115.

» presque à la même heure, durait trente heures; et pendant » tout ce temps, le malade ne pouvait ni voir la lumière, ni » entendre le moindre bruit, ni prendre la moindre nourri- » ture. Pendant le reste du temps, il jouissait de la meilleure » santé (1). » Sauvages attribue cette maladie à l'influence d'une fièvre intermittente à type *octane*. Mais ce type à retours éloignés est rare, et sa détermination est difficile. J'avoue qu'à la place du célèbre nosologiste, j'aurais cherché d'autres exemples, et je les aurais trouvés dans les livres d'auteurs certainement familiers à un homme érudit comme lui : ainsi, dans Wepfer, p. 129; dans Hoffmann, t. 2, p. 255, et dans bien d'autres recueils d'observations. A l'article *Céphalalgie*, Sauvages admet l'intermittence, caractère, du reste, sur lequel il n'insiste pas assez.

Tissot prétend avoir vu des migraines qui revenaient tous les quinze jours, tous les mois, tous les trois mois (2); et M. Pelletan assure avoir observé, sur un jeune homme qui vint le consulter, une migraine qui revenait régulièrement tous les quatre jours et presque à la même heure (3). Je préfère de beaucoup à tout cela les observations qui nous montrent la migraine revenant à des époques rapprochées, dont l'étude et le traitement sont infiniment plus accessibles. Tissot dit en avoir observé une semblable sur lui-même, et telle aussi que celle qu'observa M. Schobelt, et qui revenait très-périodiquement à la même heure, de deux nuits l'une, et qui se termina par des sueurs (4).

Manget en cite deux ou trois cas assez intéressants qu'il emprunte, l'un à Thomas Bartholin, les autres à Joël Langelot. Je traduis la première : « J'ai observé, ces jours derniers, une » hémicranie périodique très-singulière sur un homme très- » distingué. Elle revient tous les jours à heure fixe, c'est-à-dire

(1) *Nosol. méth.*, t. 2, p. 58. (Amstelod.)

(2) Tissot, p. 102.

(3) Pelletan, *Coup-d'œil sur la migraine*, etc., p. 52.

(4) Tissot, p. 125.

» à sept heures du matin ; son intensité s'accroît jusqu'à midi, » pour aller ensuite en déclinant, et disparaître alors tout à » fait. Elle occupe seulement la partie externe du front, au-» dessus de l'œil droit (1). »

De ce genre était sans doute la migraine de ce Laurent Bagathini dont parle Morgagni, et qui revenait tous les matins à la même heure. Il la guérit avec la décoction de bois sudorifiques (2).

On en trouvera encore une bonne observation dans les Actes de l'Académie des Curieux de la Nature, dans laquelle la maladie fut guérie par la décoction de café cru (3).

Enfin, à une époque plus rapprochée de nous, je ne serai pas embarrassé pour retirer, des recueils périodiques, d'excellentes histoires de migraines intermittentes.

M. Audouard a publié, en 1812, un mémoire sur les céphalalgies périodiques qui présente un vif intérêt. Je mentionnerai encore une observation du professeur Prunelle prise à Montpellier en 1814, et enfin un mémoire de M. Arloing sur les fièvres larvées, publié en 1816 dans le journal de Sédillot (4).

Je pourrais puiser de nombreuses observations dans ces différents mémoires; mais, outre que plusieurs d'entre elles paraîtraient peut-être ne pouvoir être sans discussion attribuées au sujet présent, cette compilation allongerait outre mesure l'étendue de mon travail. Je me contenterai, par conséquent, de donner la première observation de M. Audouard, qui m'a paru présenter l'ensemble le plus complet des symptômes essentiels de la migraine sous la dépendance du génie intermittent :

« M. A..., âgé de 32 ans, d'un tempérament pituitoso-sanguin, demeurant à Rome depuis un an environ, fut pris d'un violent mal

(1) Manget, *Bibl. med. pract.*, t. 1, p. 1003 et 1006.

(2) Morgagni, lett. 1, p. 8.

(3) *Acta Ac. Nat. Cur.*, t. 1, p. 168.

(4) Soc. de Méd. Montp., t. 33, p. 335.

de tête le 14 avril 1808, vers huit heures du matin. Il crut devoir en attribuer la cause à ce que, étant la veille dans la rue dite le Cours, il avait été exposé au soleil, ayant la tête découverte et les cheveux mouillés. Ce mal de tête fut si violent que l'individu ne put rester sur pied, et que, comptant sur le repos pour en diminuer la violence, il se mit sur son lit. Mais il ne put jouir du sommeil jusqu'à deux heures de l'après-midi, tant ses souffrances étaient grandes; alors seulement il dormit par moments. Ce repos le conduisit insensiblement à l'extinction de sa douleur, dont il fut délivré à cinq heures du soir. Ce qui s'était passé en lui n'avait pas dérangé ses fonctions; il avait bon appétit, et il dîna à son ordinaire.

» M. A...., délivré de sa douleur de tête, était loin de penser qu'il aurait à en souffrir le lendemain; ce qui arriva cependant et à la même heure que la veille. Elle eut la même marche et la même terminaison; même calme lui succéda. Mais ce retour inquiétait déjà le malade, qui m'en parla dans une société où je le trouvai, à minuit. Je lui recommandai quelques ménagements, et lui promis de le voir le lendemain matin. Le 16, même douleur que les jours précédents; je vis le malade avant midi, il était taciturne et répondait difficilement aux questions. Tout lui était incommode; il ne désirait que le repos, le silence, et surtout que la plus grande obscurité régnât dans son appartement. Il était couché, la face renversée contre son lit, serrant la tête de ses deux mains; la figure et les yeux étaient rouges, le front chaud, la chaleur du front tempérée, le pouls naturel; les artères carotides et temporales battaient avec célérité; le malade toussait quelquefois, et cette toux suscitait des envies de vomir purement spasmodiques.

» Après le paroxysme, je vis encore ce malade, et j'obtins de lui la relation suivante: Dès l'invasion du paroxysme, il y avait pesanteur et douleur à l'occiput, et successivement sous les pariétaux; cette douleur était plus forte au côté gauche; il y avait des mouvements convulsifs de l'œil du même côté, et, par moments, tiraillement du globe dans l'orbite; impossibilité de supporter la clarté du jour ou d'une lumière; souffrances augmentées par le moindre bruit, lorsqu'on marchait dans la chambre, ou par le son des cloches. Le malade ne pouvait rester longtemps dans la même position, et s'il se tournait, quelque lenteur ou quelque précaution qu'il apportât à se mouvoir, la douleur de tête en était si fort augmentée, que, pour me servir de ses expressions, il lui semblait que sa tête allait s'ouvrir avec explosion. S'il toussait ou s'il mouchait, sa douleur était portée à l'extrême. Une pulsation analogue à celle d'une tumeur phlegmoneuse, mais plus profonde et insupportable, se faisait sentir dans le cerveau ; cette pulsation, nullement réglée sur celle du pouls, mais ayant plus de fréquence, donnait chaque fois l'éveil à la douleur. Il n'y avait point de perte des sens, mais les idées étaient confuses. Il y avait insouciance. Un froid léger se faisait sentir aux pieds. — Tels sont les symptômes morbifiques qui constituaient la première période, et qui, chez le malade qui nous occupe, duraient depuis huit heures du matin, jusqu'à midi ou une heure. Cette période se rapporte à celle du froid des fièvres intermittentes.

» Dans la seconde, la douleur de tête persistait, mais il y avait moins d'intensité dans tous les symptômes ; les idées étaient plus libres, la disposition à dormir très-manifeste, le sommeil court et traversé par des rêves extraordinaires. Selon le dire du malade, quelques minutes de sommeil paraissaient avoir la durée de plusieurs heures. L'anxiété ou le désir de changer fréquemment de position persistait, mais il était rempli sans que la douleur augmentât. Bientôt une sueur légère couvrait la figure, les cheveux devenaient humides, le froid des pieds se dissipait, la chaleur du corps ne variait pas, et, avant le coucher du soleil, le malade, délivré de ses souffrances, était hors de son lit et pouvait reprendre ses occupations. Ces derniers symptômes constituaient une période qui me parut avoir beaucoup d'analogie avec celle qui termine un accès de fièvre intermittente. »

Je m'arrêterai sur ce point. L'auteur de l'observation donne encore quelques détails sur l'état de calme qui succédait à la crise, et rend compte du traitement au moyen duquel il réussit à délivrer son malade, traitement qui consista dans la prise du quinquina en poudre uni à l'opium.

Cette description est un peu longue ; mais je n'ai pu résister à l'envie de la reproduire presque dans son entier, parce qu'elle offre un tableau que l'on peut appeler complet d'un véritable accès de migraine : douleur d'un côté de la tête, horreur de tous les excitants physiques, accidents spasmodiques, et enfin nausées et vomissements que M. Audouard veut en vain attribuer aux efforts de la toux.

M. Arloing, qui a rapporté, dans le mémoire que j'ai déjà cité, quelques faits à peu près semblables, mais qu'il produit avec un laconisme beaucoup moins instructif, semble, comme M. Audouard lui-même, porté à poursuivre le parallèle entre ces accidents et les véritables accès de fièvres palustres. La comparaison des différents stades de la fièvre intermittente avec les accidents successifs d'une attaque de migraine, ne me semble que médiocrement heureuse. La crise surtout est bien différente. Bien rarement, à la fin d'un accès de migraine, on constate des urines lourdes et briquetées; la plupart du temps ce liquide est au contraire abondant, clair et ténu. La cause organique de l'intermittence est encore à trouver, et sa constatation dans les névroses n'est pas faite pour aider à la solution. On sait, en effet, combien fréquemment les accidents névrosiques se présentent à l'observateur sous ce type, dans des localités où les effluves palustres, l'empaludisme ne peuvent être invoqués. L'essentiel, pour le praticien, est de saisir le génie intermittent de l'affection, ce qui lui permettra d'établir un traitement rationnel et curatif.

§ 2. — *Migraine sensorielle directe.*

La migraine que je veux appeler nerveuse directe ou sensorielle ne diffère pas d'une manière absolue des autres variétés de la même affection. Le seul point qui permet de la caractériser suffisamment, c'est que le stimulus de l'irritation névropathique reste inconnu dans son principe, ou point de départ, ou bien qu'il est compris dans la classe des fluides impondérables, tels que la chaleur, la lumière, l'électricité, tous agents qui ne nous sont guère connus que par leurs effets sur les corps.

Le point de départ de cette migraine se rencontre fréquemment dans l'exaltation des sens; toute excitation anormale ou prolongée des facultés nerveuses appelant l'irritation, et l'atonie consécutive de leurs manifestations. C'est ici que je dois en première ligne signaler la migraine irienne ou ophthalmique, dont M. Piorry a seul réuni les caractères épars, et donné le premier une bonne description :

« Le Dr D... a longtemps fait usage de verres concaves du n° 10; il s'en trouvait parfaitement bien ; mais, pendant un voyage dans le fond de la Russie, les verres s'étant brisés, il fut obligé de les remplacer sur les lieux par d'autres verres concaves à un degré inconnu, probablement rapproché du n° 10, puisqu'ils convenaient tout à fait à sa vue, mais réellement différent, comme on va le voir. Il y a cinq ou six mois, le Dr D... voulut faire l'acquisition de nouvelles lunettes à Paris (chez Lerebours), et choisit naturellement le n° 10, comme celui qui pouvait le mieux lui convenir, et l'essai instantané qu'il en fit semblait justifier ce choix. Quelques jours après, ayant voulu en faire usage, il commença à éprouver, au bout d'une heure ou deux, un sentiment de pesanteur et de contraction très-pénible dans les yeux; la vue était nette, mais un peu douloureuse à soutenir. Le soir, M. D... enlève ses lunettes pour se coucher, la céphalalgie subsiste et paraît s'accroître ; la lumière artificielle est difficile à supporter; dans l'obscurité, une sorte d'auréole lumineuse semble de temps à autre paraître et disparaître; en même temps, douleur gravative dans les sinus frontaux; pendant toute la nuit, céphalalgie intense et générale, perte de sommeil. Le lendemain matin, il reste encore quelques éblouissements légers, impossibilité de se livrer au travail de cabinet; M. D... reprend ses lunettes ordinaires, et dès lors diminution progressive de la céphalalgie. Quinze jours après environ, le Dr D... renouvela l'expérience pour se convaincre de la réalité de la cause : même symptôme pendant le jour et pendant la nuit; le lendemain, disparition graduée des accidents. »

M. Piorry cite encore le fait de deux dames qui étaient atteintes de migraines après avoir passé une partie de la nuit à lire, et celui d'un professeur qui m'a tout l'air d'être un de ses plus intimes amis, et qui ne manquait jamais d'avoir la migraine lorsqu'il préparait une leçon après son déjeuner, et lisait dans ce but des notes écrites dans un caractère très-menu (1).

(1) Piorry, *Collection de mémoires*, 1835, p. 409 et suiv.

Voyons si le système nerveux des autres sens ne peut pas devenir le point de départ de l'affection.

« Un de nos confrères, le Dr L..., éprouve assez fréquemment le phénomène suivant : il ressent dans la profondeur du nez, et vers la région de cette partie qui avoisine davantage le front, un sentiment d'oscillation, de fourmillement, de vibration désagréable et qui peu à peu s'étend à une surface de plus en plus large ; quelques minutes après, cette sensation cesse d'avoir lieu, et alors se déclare une névralgie intense dans le front, névralgie qui est suivie de nausées et de vomissements ; le mal de tête, la gastropathie dont il s'agit durent quelquefois vingt-quatre heures (1). »

Le même auteur cite un exemple non moins probant de migraine de l'ouïe :

« Mme L..., âgée de 36 ans, d'une constitution robuste, pléthorique, a été sujette, lors de la première apparition de ses règles, à des attaques d'hystérie. Elle a plusieurs dents cariées qui ont déterminé des odontalgies rebelles. Trois ans avant l'époque où je la vis, elle avait éprouvé une affection aiguë, attribuée au cerveau, et accompagnée de délire ; sa vue est excellente. Depuis douze ans, elle est sujette aux accidents suivants : elle croit entendre un bourdonnement, une vibration fort analogue au tintement d'une cloche, et d'autres fois comparable au bourdonnement des abeilles autour d'une ruche. D'abord, cette sensation est imperceptible, mais bientôt elle devient plus évidente, et les oscillations semblent s'étendre, se propager à toute la tête, devenir plus larges, mais moins distinctes et plus confuses ; le plus souvent, quelques minutes après, survient une céphalalgie très-vive suivie de vomissements, et qui dure de vingt-quatre à trente-six heures. Le moindre bruit, la musique, l'attention fixée sur les sensations de l'ouïe, surtout lorsque l'appétit se fait sentir, ramènent les accidents qui se font sentir deux ou trois fois par semaine (2). »

L'explication de ces faits n'est point aussi difficile à donner

(1) Tamin, thèse de Paris, 1860, n° 119, p. 28.

(2) Même thèse, p. 27.

qu'elle le paraît au premier abord, si l'on considère les étroites connexions qui unissent les nerfs sensitifs spéciaux aux ramuscules de la cinquième paire, chargée de donner la sensibilité générale aux organes des sens. Pour ce qui regarde la migraine ophthalmique, par exemple, je remarquerai qu'en outre des filets iriens signalés par M. Piorry, la cinquième paire fournit encore un filet émanant du ganglion ophthalmique, et qui, d'après Tiedemann, pénètre dans le centre du nerf optique avec l'artère centrale de la rétine, et se perd dans l'épaisseur de cette membrane (1).

La responsabilité mutuelle de ces deux ordres de nerfs, c'est-à-dire de ceux destinés à la sensibilité générale et de ceux destinés à la sensibilité spéciale, me paraît incontestable. Ne voyons-nous pas d'ailleurs, dans un autre ordre de phénomènes, des sensations lumineuses, suites d'actions traumatiques exercées sur le nerf optique, et n'avons-nous pas la conscience de sons intenses se produisant dans la profondeur de l'oreille interne, probablement à la suite de quelque irrégularité de circulation du fluide nerveux?...

Quelques migraines résultent de la concentration de la sensibilité intime et de l'exercice immodéré des facultés intellectuelles. Cela me paraît hors de doute. Mais je ne puis, comme l'ont fait quelques auteurs, les décrire d'une manière isolée. Je renverrai ceux qui croiraient devoir les admettre au mémoire que M. le Dr Lagasquie a publié dans la *Revue médicale*, novembre 1839; ils y trouveront une longue dissertation où les arguments métaphysiques ne sont pas épargnés. Une semblable manière de comprendre la question n'est pas de mon goût et n'est peut-être pas de notre temps. J'admets sans doute la réalité des migraines par suite de la concentration des sentiments, des idées et de la volonté; mais je ne les admets que comme création secondaire, c'est-à-dire comme succédant, après cet excès de travail intellectuel, au dérangement des fonctions nutritives, et particulièrement aux malaises de la

(1) Sappey, t. 2, p. 221.

digestion. Je ne crois donc pas devoir maintenant insister sur ce point que je développerai bientôt, et fais d'ailleurs mes réserves sur un point d'étiologie que les recherches qui me sont propres, et que je présenterai dans un autre article, ne me permettent pas de juger comme on l'a généralement fait jusqu'à présent.

§ 3. — *Migraine stomacale.*

« Ce n'est que par exception que la céphalalgie dépend d'une » maladie du cerveau lui-même ou de ses membranes ; elle est le » plus souvent sympathique d'un mal qui a son siége ailleurs. » Malgré cette apparence paradoxale, cette assertion, nous en » sommes sûrs, ne paraîtra pas telle aux observateurs qui ont » dirigé leurs investigations vers ce point important de méde- » cine pratique........ D'où il résulte que, lorsqu'un malade se » plaint à moi de céphalalgie habituelle ou fréquente, ma pre- » mière pensée est d'en chercher le point de départ ailleurs que » dans le cerveau ; ma seconde, en dehors des maladies graves » énumérées plus haut, est de le chercher dans l'estomac. Or, » le plus souvent, l'examen attentif de toutes les circonstances » du mal vient confirmer cette présomption. Cette céphalalgie, » du reste, se montre avec tous les degrés d'intensité, depuis » la simple pesanteur, le plus léger embarras, jusqu'à ces vio- » lentes migraines accompagnées de vomissements, d'horreur » de la lumière et du bruit, qui, sans avoir constamment leur » point de départ dans l'estomac, dépendent bien plus souvent » des troubles digestifs que de toutes les autres causes réu- » nies (1). »

C'est en ces termes que le professeur Chomel confirmait naguère, au milieu du XIXe siècle, et étayait de son incontestable autorité ce principe de pathologie nerveuse, déjà posé dans l'antiquité par Alexandre de Tralles, fréquemment rappelé par les travaux des écrivains de la Renaissance, et enfin

(1) Chomel, *Des dyspepsies*, p. 70-72.

solidement, mais aussi trop exclusivement établi dans le petit traité de Tissot.

La raison de cette correspondance pathologique est encore à trouver pour ceux qui ne veulent pas admettre qu'il suffit, pour établir une conviction, de nous assurer de l'existence d'un fait, alors même que nous ignorons la loi d'après laquelle ce fait se produit. Sans doute, il existe de nombreuses anastomoses entre les rameaux de la cinquième paire et des filets dépendants du grand sympathique, et notamment au niveau de la partie moyenne du sinus caverneux; mais cette constatation donne tout au plus une idée de la possibilité des relations intimes de ces deux systèmes. Je préfère, suivant la méthode que j'ai adoptée, fournir deux observations qui m'ont paru suffisamment démonstratives, et qui m'offrent l'occasion de montrer en action les deux états morbides de l'estomac qui produisent habituellement la migraine, c'est-à-dire l'asthénie, et l'irritation chronique. La première de ces deux observations est recueillie par moi-même; la seconde est tirée de Wepfer.

I.—M. N... est sujet à la migraine depuis l'âge de 12 à 13 ans, c'est-à-dire depuis l'époque de la puberté. Il était à ce moment d'une assez délicate constitution, d'un tempérament lymphatico-nerveux, et ne se livrait point aux mauvaises habitudes assez communes chez les enfants de cet âge. Son imagination seule était alors vivement surexcitée et, pour ainsi dire, toujours en travail. Il en résulta à la longue une perte considérable dans l'énergie des fonctions cérébrales, et, par suite du défaut d'équilibre, une débilitation considérable dans l'exercice des fonctions animales, et particulièrement des facultés digestives. Vers l'âge de 20 ans, M. N... commit quelques excès de boissons alcooliques. Les accès de migraine qu'il ressentait dans le principe faibles et longuement espacés, se rapprochèrent et devinrent plus intenses. Parmi les causes qui en déterminaient l'invasion, je dois citer les veilles, les études prolongées et les exercices violents. Aujourd'hui M. N... est âgé de 37 ans; son tempérament s'est fortifié; mais il est toujours tourmenté par la même affection. L'exercice, s'il est pénible et prolongé, détermine chez lui des sueurs abondantes, et à la suite une soif vive. Mais les boissons peu stimulantes absorbées dans ce cas, l'eau, la bière, font naître dans son estomac un sentiment particulier de lassitude et d'inertie dont le sujet se rend parfaitement compte, le soir en se couchant, et qui lui fait annoncer l'invasion de la migraine pour le lendemain. La nuit est bonne, le sommeil est suffisamment tranquille; mais, de grand matin, M. N... se réveille avec une douleur au-dessus de l'orbite gauche, douleur qui va pendant quelques heures en croissant et qui cède ensuite, sans intervention si l'attaque est légère, après des vomissements répétés de matières muqueuses et bilieuses si l'accès est violent. Les repas plus considérables que d'habitude, ou composés de laitages, de légumes, de fruits, de viandes grasses et peu épicées, amènent invariablement les mêmes effets.

Le point de départ des accidents peut ici être en quelque sorte expérimentalement démontré. M. N... peut se donner la migraine à volonté. Il lui suffit de boire en se couchant, et dans le plus parfait état de santé, un ou deux verres d'eau claire, un ou deux verres de bière, ou bien de manger sans sel. Il peut pronostiquer sans faute l'arrivée de la migraine pour le lendemain matin.

D'ailleurs, au début de l'accès, et si le réveil a lieu de bonne heure, quelques excitants gastriques, tels que le café, le sel, l'eau de menthe, parviennent souvent à faire avorter l'accès, ou du moins à en diminuer l'intensité. Dans ce cas, le sujet est averti de cet heureux résultat par une douce sensation de chaleur qui semble naître dans l'estomac et se répandre de là dans l'abdomen.

II. — *Observation tirée de Wepfer* (1). « Un noble seigneur wurtembergeois est âgé de 34 ans et marié depuis quatre ans. Il souffre, depuis sa douzième année, d'une très-vive douleur frontale revenant par accès toutes les trois, quatre ou six semaines. Avant que la douleur se déclare, il éprouve de la stupeur ou de la lourdeur de tête, provenant de vapeurs s'élevant de l'estomac. Les lèvres sont sèches, les narines sont bouchées, la tête est brûlante; il y a de la somnolence et quelquefois du délire, lorsque les douleurs augmentent, ainsi qu'un certain bouillonnement stomacal accompagné de retours désagréables lorsque l'estomac est plein. Quand la douleur est parvenue à son plus haut point d'intensité, surviennent des vomissements composés d'abord d'aliments non digérés, ensuite de mu-

(1) Wepfer, *De affectibus capitis*, p. 100.

cosités tenaces, et enfin de bile. Ces vomissements sont suivis d'un sommeil agréable et de la disparition des douleurs. Depuis deux ou trois ans, les accès se renouvellent plus fréquemment. Ils étaient d'abord amenés par des excès dans la quantité ou dans la qualité des aliments et des boissons, par exemple, lorsque le malade mangeait de la choucroute préparée avec des acides, ou lorsqu'il faisait usage de mets d'une coction difficile, tels que la viande de bœuf ou de jambon, enfin s'il buvait hors de chez lui un vin auquel il n'était pas habitué. Depuis dix ans, M*** n'a jamais bu jusqu'à l'ivresse. Il use à son ordinaire de deux mesures de liquide composé de trois parties de vin et d'une partie d'eau. Il ne boit jamais en dehors des repas, si ce n'est dans quelque noce ou pour faire honneur à ses amis.

» Depuis dix-huit mois, il éprouve, quelquefois après, le plus souvent avant l'invasion de sa douleur habituelle occupant le front, quelques élancements et une sensation de déchirement occupant l'estomac, des vents et des retours, précédant ces élancements, qui ne cessent qu'après l'usage d'une sorte de crème d'orge, ou de deux ou trois clystères. Lorsque le malade souffre de ce symptôme, rarement il vomit de la bile, mais seulement des mucosités acides. Depuis qu'il s'observe beaucoup plus dans son régime, et qu'il évite les mets de cuisson difficile, les acides, etc., il sent une certaine pesanteur sur la poitrine. Le matin, sa bouche est amère; il éprouve des nausées, et quelquefois une sorte de boulimie. Rarement il éprouve le sentiment de la soif après les repas ou après la digestion. Les accès sont devenus plus fréquents et se renouvellent toutes les semaines, ou du moins tous les quatorze jours, et sont alors provoqués par quelqu'une des causes suivantes : les boissons froides, les violents exercices du corps après un grand repas, les mets acides, de coction difficile, les viandes consommées au dîner, les vifs mouvements de l'âme, la colère et les autres passions, les ennuis inséparables de son office, une nourriture un peu plus abondante, le changement fréquent de ses boissons ordinaires, et les plus légers excès sur ce point........ »

Je me contente de ces deux observations, claires, complètes, probantes, et crois pouvoir en toute sûreté m'appuyer sur leur autorité pour affirmer l'influence considérable des malaises de l'estomac sur la production de la migraine.

Je ferai remarquer, dans la première, d'abord l'action du

cerveau sur l'estomac, c'est-à-dire la dyspepsie, suite des travaux intellectuels prolongés, et consécutivement l'influence aussi évidente de la dyspepsie sur les désordres du système nerveux. La seconde histoire, que j'ai traduite de Wepfer, est un exemple de l'influence de l'irritation chronique de l'estomac sur la genèse de la même affection.

Dans le premier cas, le malade peut impunément, et parfois même avec avantage, consommer des viandes fortes, épicées, des liqueurs généreuses; dans le second, les viandes faites et fortement assaisonnées, les boissons alcooliques sont signalées comme dangereuses. Ici, les boissons douces et tempérantes sont suivies de soulagement; là, les excitants seuls produisent de bons effets.

Les deux cas cependant se touchent en deux endroits, par leur point de départ et par leur issue : ici et là, l'abus des travaux intellectuels et des organes digestifs, qui produit, suivant l'idiosyncrasie, ici l'irritation, là l'asthénie. Enfin, chez les deux hémicraniques, un même ébranlement est transmis au système nerveux céphalique par une action semblable, sinon identique, du système nerveux stomacal.

§ 4. — *Migraine utérine.*

La fréquence de la migraine utérine a de tout temps été si bien constatée par tous les observateurs, que je n'aurai pas besoin de fournir des cas bien nombreux de cette affection sympathique pour en montrer la réalité. Déjà dans l'antiquité, Cœlius Aurélianus l'avait bien reconnue, mais il en attribuait la fréquence au soin que les femmes prenaient de leurs cheveux. Les divers tiraillements que souffre le cuir chevelu pour se prêter aux caprices de la coiffure, les pommades plus ou moins irritantes dont il est fréquemment enduit, peuvent bien, d'après ma manière de voir, déterminer sur cette partie une excitation anormale suffisante pour déterminer un accès de migraine; toutefois, c'est certainement dans la correspondance sympathique entre le système nerveux céphalique et l'utérus qu'il faut aller chercher la véritable cause de la fréquence, chez les femmes, de la migraine, dont les accès se remarquent surtout peu de temps avant ou pendant l'époque des règles.

Hoffmann dit en propres termes : On trouverait avec peine une affection se présentant au praticien plus fréquemment que les violentes douleurs de tête survenant à l'approche des règles, ou lorsque cet écoulement ne se fait pas d'une manière normale. « Chez plusieurs femmes, dit Tissot, la migraine revient avant; quelquefois après les règles, et cela tous les mois (1). »

Van der Linden a composé un traité spécial sur la migraine menstruelle. Je regrette de n'avoir pu consulter cet ouvrage, qui doit renfermer sans doute de bonnes observations. Je lui emprunterai de seconde main la suivante qui est reproduite par Tissot :

« Une marquise de Brandebourg, âgée de 31 ans, d'une taille moyenne, assez délicate, ayant ses règles, ne faisant aucun excès, jouissant d'une assez bonne santé, à quelques attaques d'hypochondrie et quelques fluxions près, ayant quitté le vin parce qu'il lui donnait mal à la tête, éprouvait tous les mois, ordinairement à la veille, quelquefois à la fin de ses règles, une forte migraine qui attaquait tantôt un côté, tantôt un autre. Elle commençait toujours par un sentiment de froid, des nausées et un peu de douleur à l'estomac : elle avait cherché à dissiper ces accidents en se promenant, mais l'exercice les avait constamment augmentés. Le lit diminuait la douleur de tête et le mal d'estomac; mais les nausées, accompagnées d'une salivation claire et abondante, duraient aussi longtemps que les douleurs, qui finissaient habituellement au bout de vingt-quatre heures. Alors la malade se levait bien portante, et mangeait comme à l'ordinaire; mais, pendant l'accès, les douleurs étaient si vives, qu'elle ne pouvait ni parler, ni avaler quoi que ce soit, ni faire aucun mouvement (2). »

La migraine se déclare fréquemment à l'époque des règles,

(1) Tissot, p. 99.

(2) *Ibid.*, p. 115.

malgré la régularité parfaite de l'écoulement ; j'en ai, dans ma clientèle, observé un remarquable exemple :

Mme C... fut toujours parfaitement réglée ; elle fut mariée jeune, et mena plusieurs grossesses à bon port. Mais alors qu'elle n'était pas enceinte, les migraines revenaient tous les matins avec une régularité désespérante. La maladie résista à divers traitements ; l'usage du café à jeun longtemps continué en eut définitivement raison, et, vers l'âge de 35 ans, les migraines disparurent, quoique l'écoulement menstruel continuât à paraître.

Toutefois, le peu d'abondance ou l'irrégularité des règles sont des conditions qui se rencontrent habituellement avec le développement des accès :

Une jeune fille grêle, et d'un tempérament faible, éprouve, la veille du jour où elle doit avoir ses règles, ordinairement insignifiantes et pâles, une atroce migraine, accompagnée de tous les troubles connus de l'estomac et des sens. Les toniques généraux et les stomachiques, malgré l'excellence apparente de l'indication, ne m'ont pas encore chez elle donné de résultats. L'excitation morbide paraît provenir directement et seulement de l'utérus ; j'espère un meilleur succès des agents locaux, dont l'usage assez difficile est dans ce moment institué.

Je pourrais joindre à ces observations d'autres faits tirés soit de ma pratique particulière, soit des auteurs spéciaux, où l'on peut les rencontrer facilement ; mais je ne pourrais peut-être y trouver d'autre profit que des affirmations nouvelles en faveur de cette correspondance intime entre le système génital de la femme et le développement de l'affection nerveuse qui m'occupe ; et c'est dès aujourd'hui, je pense, un fait suffisamment établi. Je m'en tiens là, pour ne pas allonger ce mémoire sans un véritable profit.

§ 5. — *Migraine pléthorique.*

La migraine pléthorique est sans doute une des variétés que l'on rencontre le plus rarement. M. Pelletan ne paraît pas trop disposé à l'admettre; il dit toutefois que chez les individus sanguins, habitués à des hémorrhagies nasales, il peut survenir des migraines, qui sont alors causées par la pléthore (1).

M. Labarraque ne balance pas à l'admettre, et la range en seconde ligne, par ordre de fréquence. Je ne peux partager cette dernière manière de voir. Je crois qu'il faut considérer, avec M. Pelletan, cette variété comme très-rare; mais je crois aussi qu'il est assez facile d'en trouver des cas bien sérieusement constatés. En voici d'abord un que j'emprunte à Tissot:

« J'ai vu, dit-il, un jeune homme qui en eut plusieurs attaques (de migraine) depuis 12 ans jusqu'à 16; à cette époque, il prit de fréquents saignements de nez, et la migraine disparut; à 19 ans, les saignements cessèrent, et les migraines revinrent; mais, au bout de six mois, les saignements ayant reparu, les migraines finirent. Quelques années après, les hémorrhagies se ralentissaient beaucoup, sans que les migraines revinssent. Depuis lors, je l'ai perdu de vue. J'ai vu d'autres personnes que des saignées faites pour d'autres circonstances préservaient de la migraine pendant un certain temps. »

Beckerson parle d'une malade qui fut guérie de la migraine par une artériotomie spontanée. Ambroise Paré prend soin de nous raconter lui-même qu'il guérit, en produisant artificiellement la même déplétion sanguine, M. le Prince de la Roche-sur-Yon d'une migraine qui durait jour et nuit *avec peu d'intermissions*. Mais était-ce une migraine?

Hoffmann raconte qu'une dame noble, âgée de 77 ans, et d'un tempérament très-sanguin, était sujette à de fréquentes attaques de migraine, depuis l'âge de 50 ans, époque vers laquelle le flux menstruel fut supprimé chez elle. Depuis ce temps,

(1) Pelletan, p 69.

quoiqu'elle eût employé, pour calmer ces douleurs et en prévenir le retour, divers remèdes, et qu'elle se fût fait pratiquer de nombreuses saignées du bras ainsi que du pied, elle ne put en éprouver aucun soulagement. A la fin, son mal fut définitivement enlevé par l'écoulement de 6 onces environ de sang, qui fut obtenu par l'introduction d'une petite plume dans la narine du côté malade et la déchirure de quelques veinules. En ce moment, d'ailleurs, elle n'employait, pour tout médicament, que l'eau froide *intùs et extrà* (1).

Le même régime réussit sans doute pour la même cause à Marmontel, qui était depuis sept ans tourmenté par des accès de migraine très-douloureux. Il avait consulté sans succès le médecin de la reine, et il se guérit en suivant la prescription d'un maréchal ferrant qui lui conseilla de boire de l'eau, de manger peu et de faire de l'exercice (2).

Il est à noter cependant que, dans la plupart des cas de migraine pléthorique, la pléthore est ordinairement locale, et n'est pas considérablement diminuée par les déplétions de tout le système. J'aurai l'occasion de revenir là-dessus à l'article du traitement.

§ 6. — *Migraine diathésique.*

Le rôle actif des diathèses dans la genèse de la plupart des affections chroniques, surtout de celles qui, de préférence, adoptent les manifestations fluxionnaires ou congestives, n'est guère méconnu de nos jours. Mais cette influence peut-elle être aussi clairement démontrée dans l'histoire des névroses, dont les lésions matérielles fixées sur les éléments mêmes des cordons ou des fluides nerveux échappent encore à notre appréciation?... Je le pense avec beaucoup d'estimables auteurs, et je vais tâcher de le démontrer en établissant les relations intimes qui existent entre certaines diathèses, la diathèse arthri-

(1) Hoffm., *Opera;* Genevæ, 1740, p. 254.

(2) Labarr., p. 66

tique, rhumatismale et goutteuse, la diathèse herpétique, par exemple.

« La diathèse herpétique, dit M. Bazin, s'annonce encore par » des névroses diverses : la gastralgie, la névralgie des espaces » intercostaux ou des autres régions, *la migraine franche,* » *caractérisée par des douleurs lancinantes et des vomisse-* » *ments* (1). » Et ailleurs : « La migraine dartreuse présente » une douleur vive, lancinante, limitée à la moitié du crâne » (hémicranie), ou à une partie de la tête, le front, les tempes, » etc., souvent précédée de fourmillements et de sensations » diverses dans une région voisine ; enfin, cette affection est » encore caractérisée par des nausées et des vomissements, » dont l'apparition annonce généralement la terminaison des » accidents névralgiques (2). » Assurément ces principes pathologiques ne seraient point démentis par MM. Pidoux, Baumès, Trousseau, Hardy, qui ont de nos jours profondément creusé l'étude des diathèses, soit au point de vue général, soit en les prenant chacune à part, et recherchant toutes leurs diverses manifestations. J'ai pu moi-même observer une affection hémicranique, dont les accès revenaient surtout aux époques menstruelles, et alternaient avec des éruptions herpétiques à forme généralement eczémateuse. Aujourd'hui, les règles ont été supprimées par suite du progrès de l'âge ; les migraines ont aussi complètement disparu, et la diathèse herpétique continue à manifester son influence par de continuelles poussées morbides vers la peau.

Les diathèses scrofuleuse et syphilitique déterminent aussi fréquemment des accès de migraine ; mais, comme ce n'est généralement que secondairement à la production de corps nouveaux dont la présence irrite les membranes crâniennes, ces cas doivent plutôt rentrer dans la classe des migraines traumatiques que je décrirai bientôt. Je me réserve d'en parler seulement à l'article du traitement. Cependant je dois ajouter

(1) Bazin, *Leçons sur les affections cutanées,* 1860, p. 13.

(2) *Ibid.*, p. 230.

que, lorsque la syphilis n'a pas encore franchi la période des accidents secondaires, et qu'il n'y a par conséquent ni exostoses ni caries, on peut bien souvent constater une douleur de tête particulière, intermittente, revenant surtout la nuit, et que l'on pourrait sans grand effort inscrire au compte de la migraine. Mais je n'insiste pas à ce sujet.

Il est permis d'être infiniment plus affirmatif, si l'on accuse les diathèses rhumatismale et goutteuse, que je demanderai la permission, mais seulement pour la facilité de mon travail, afin de n'en pas multiplier à l'infini les divisions, de confondre sous le nom de diathèse arthritique, prétendant désigner par ce mot seulement la localisation habituelle et normale de leurs manifestations.

Les anciens considéraient le rhumatisme, et surtout le rhumatisme goutteux, comme attaquant spécialement les tissus fibreux; aussi, si ce n'est point la dure-mère elle-même qui est atteinte dans certaines migraines arthritiques, les douleurs dont cette membrane est le siége peuvent parfaitement être expliquées par l'irritation des ramuscules nerveux qui la parcourent, comme je le démontrerai plus tard. C'était, du reste, l'opinion de Bichat et de Chomel. Le refroidissement brusque est une des causes auxquelles on attribue le plus ordinairement le développement des névralgies; n'est-ce point aussi le point de départ le plus fréquent des affections rhumatismales? Schobelt était si convaincu de la réalité de cette marche parallèle, qu'il a composé tout un petit traité sur ce sujet. Juncker, dont on cite partout l'observation d'hémicranie horaire, dit dans sa *Nosologie :* « La migraine est le commencement des maladies goutteuses, et, par la suite des ans, elle se change en goutte complète. » Et ailleurs : « La migraine et la fausse pleurésie, par le progrès de l'âge, ou cessent tout à fait, ou déterminent des douleurs vers les pieds (1). »

« M. Schobelt, dit Tissot, vit une malade qui, ayant dissipé

(1) *Conspect. med. theor. pratica*, p. 101 et 102.

» une migraine par beaucoup d'applications répercussives, » éprouva un singulier accident : c'était une douleur continuelle de l'épaule et de la clavicule du même côté avec un » tournement continuel de l'humérus, et un bruit comme de » bâtons cassés (1) » *(concrétions tophacées...?)*. Le même auteur ajoute qu'il a vu un homme, âgé de 40 ans, sujet pendant longtemps à de violentes migraines, qui, depuis qu'il ne les avait plus, était sujet à des attaques de douleurs très-violentes, qui lui occasionnaient le sentiment d'une ceinture extrêmement serrée autour de la poitrine, et lui gênaient excessivement la respiration *(angine de poitrine goutteuse...?)*.

J'ai moi-même, parmi mes clients, un jeune homme sujet à des attaques de goutte, qui, lorsqu'il n'a point souffert depuis longtemps des articulations, est pris de douleurs hémicraniques, parfois suivies de vomissements, mais en tout cas toujours accompagnées des autres phénomènes gastriques, et se prolongeant pendant dix ou douze heures, jusqu'au sommeil qui termine l'accès.

« S'il existe, disent MM. Sandras et Bourguignon, dans le » cadre nosologique, une maladie qui laisse après elle dans » l'organisme un principe morbide propre à exciter douloureu- » sement le système nerveux, lorsqu'une cause occasionnelle » d'hypéresthésie se produit accidentellement, c'est incontes- » tablement le rhumatisme (2). »

Je termine en citant le passage suivant de la *Clinique* de notre maître Trousseau, passage accompagnant une très-belle observation de migraine goutteuse (3), que je ne reproduis pas à cause de sa longueur, mais dont la lecture dans le texte ne peut être trop recommandée :

« Voilà donc, Messieurs, dit le célèbre professeur, une ma- » nière d'être de la goutte larvée, la migraine; la migraine » périodique précédée de malaises, accompagnée de vomisse-

(1) Tissot, p. 136.

(2) Sandras et Bourguignon, *Traité des mal. nerv.*, p. 40.

(3) V. Trousseau, *Clinique médicale*, t. 2, p. 719.

» ments, qui, avec la douleur de tête, la caractérisent, et qui » ne dure généralement que quelques heures. Récamier appe» lait toujours sur elle l'attention de ses auditeurs, et bien » d'autres avaient avant lui signalé la nature de cette singulière » névrose. Elle est si bien, en un grand nombre de cas, une » manifestation de la diathèse goutteuse, que goutte articulaire » et migraine s'observent chez le même individu, l'une cédant » quand l'autre apparaît; et que souvent aussi c'est la seule » expression de la prédisposition héréditaire chez des sujets nés » de parents franchement goutteux (1). »

§ 7. — *Migraine traumatique.*

Je veux décrire sous le nom de migraine traumatique cette variété de migraine qui résulte de la lésion quelconque d'un ou de plusieurs filets nerveux émanant du tronc de la cinquième paire. Le point de départ de la maladie sera, tantôt une irritation directe, telle que celle qui succède à la blessure des nerfs iriens, ou à la présence d'entozoaires dans les cavités nasales et les sinus, tantôt une compression continue et dont les effets cependant deviendront intermittents, dominés en ce cas de quelque manière par le génie même de l'affection à laquelle ils donnent naissance. Est-ce à dire que toute irritation des extrémités nerveuses, toute compression des rameaux de la cinquième paire, doivent donner naissance à la migraine?... Je ne le pense pas, et les faits, d'ailleurs, jureraient avec une pareille croyance. Il y a toutefois d'assez nombreuses circonstances dans lesquelles des lésions semblables produisent de véritables migraines, et ce sont des faits de cette nature que je vais consigner ici.

« J'ai connu, dit L. Bellini, un jeune homme qui souffrait depuis longtemps d'une violente migraine qui avait succédé à une chute faite du haut d'un arbre très-élevé. Il était atteint une, deux, trois ou

(1) *Ibid.*, p. 720.

quatre fois par mois, rarement l'été, fréquemment l'hiver, surtout lors du changement de temps, lorsque la saison devenait pluvieuse et froide (1). »

Je ne reproduirai point les explications que veut donner du fait cet élève des écoles prétendues positives des mathématiciens et des chimistes. Je ferai remarquer seulement qu'il y note la fréquence des vomissements, ce qu'il avait négligé de faire dans l'observation.

Voici un fait analogue cité par Bonnet et reproduit par Pelletan (2) :

« Maurice Hoffmann, né avec un tempérament bilieux, fit dans une course, à l'âge de 4 ou 5 ans, une chute sur l'arcade sourcilière droite. La cicatrice qui résulta de cette plaie fut considérable ; depuis cette époque jusqu'à la puberté, il fut tourmenté, à des époques plus ou moins éloignées, par des migraines intolérables qui occupaient la partie droite de la tête, et qui ne le laissaient en repos que lorsqu'il était survenu des vomissements ou une hémorrhagie nasale. »

C'est même, à ce qu'il dit, ce qui le détermina à étudier la médecine, afin de pouvoir soulager cette infirmité et celle des autres. Il parvint à s'en débarrasser en changeant son habitation qui était malsaine, et en suivant un régime sévère ; il s'abstint de vin, de liqueurs alcooliques, etc....., et la disparition de cet accès ne lui causa dans la suite aucun accident.

« Je reçus un jour, dit encore M. Pelletan, en tombant contre l'angle d'un meuble, un coup très-violent qui porta sur l'arcade sourcilière ; sur le point même où passe le rameau externe du nerf frontal. La douleur fut très-vive ; elle se calma bientôt peu à peu, et le lendemain je me sentis pris par des douleurs semblables à celles de la migraine ; mais elles existèrent seules ; je n'éprouvai pas ce malaise extrême qui les accompagne ordinairement, et dont la réunion cons-

(1) Bellini, *De morbis capitis*, p. 571.

(2) Pelletan, *Mémoire sur la migraine*, p. 70.

titue la migraine. Ces douleurs durèrent ainsi plusieurs jours, puis finirent par se calmer (1). »

L'irritation des extrémités nerveuses par la présence des parasites est une source non moins fréquente de migraines. Les exemples n'en sont pas rares. En voici un qui m'a paru réunir des conditions suffisantes d'intérêt et d'authenticité, et que j'emprunte au IVe volume des nouveaux Actes de l'Académie des Curieux de la Nature (2) :

Une femme de 72 ans, habituellement bien portante, fut prise, trois ans avant sa mort, de violentes hémicranies qui occupaient tout le côté gauche de la tête. Aucun remède n'avait pu les calmer. Enfin, ayant pris un sternutatoire, la malade sentit descendre dans la narine gauche un corps vivant et mollasse. Zacharidès, appelé, le saisit avec une pince ; il avait deux pouces de long, la grosseur d'une plume d'oie, et ressemblait aux vers du bois. Dès lors la malade ne ressentit plus de douleurs hémicraniques ; elle succomba trois ans après à la suite d'une apoplexie cérébrale.

Guill. Fabrice, Nic. Tulpius, Bartholin, Scharschumud, Litre et Maloët ont, d'après le même auteur, cité des cas semblables.

Le Dr Wohlfart raconte aussi l'histoire d'un vieillard de 67 ans qui se plaignait de violentes douleurs dans le côté droit de la tête. L'issue d'un ver blanc éclaira le diagnostic. Après l'injection d'une certaine quantité d'alcool, il en sortit dix-huit, qui, conservés, se métamorphosèrent en mouches carnassières. Ces animaux sont représentés dans le vol. IX de l'ouvrage cité plus haut.

Morgagni transcrit aussi des faits semblables, et les discute dans sa première lettre avec cet incomparable bon sens qui le débarrasse de la sotte crédulité des médecins antérieurs à son époque ou même ses contemporains.

Je réserve l'observation de Wepfer, d'une migraine suite d'opération de la cataracte, pour le chapitre suivant.

(1) Pelletan, p. 82.

(2) Obs. 39, par Georges Zacharidès, 16 avril 1769.

En voici encore une plus moderne, tirée de l'ouvrage célèbre de Lallemand sur l'encéphale, mais dont je donnerai l'analyse seulement :

M. D... éprouva, dès l'âge de 10 ans, les premières atteintes d'une hémicranie, dont les retours plus ou moins fréquents eurent lieu jusqu'en 1816. En 1808, contusion à la tête. Il était alors âgé de 37 ans. Depuis, syphilis, catarrhe pulmonaire très-intense. En 1816, douleurs de tête plus fréquentes, revenant toutes les nuits et augmentant de jour en jour. Les douleurs avaient leur siége profondément sous l'arcade sourcilière du côté droit, et quelquefois dans toute cette moitié de la tête. Chaque accès durait de dix à vingt-cinq minutes, et se reproduisait surtout dans la nuit. Divers traitements furent inutilement employés ; le malade succomba dans un état apoplectique. A l'ouverture du corps, on trouva un foyer purulent considérable dans le lobe antérieur de l'hémisphère gauche du cerveau, à la partie qui correspond à la voûte orbitaire et à la faux. La portion de faux en contact avec ce foyer purulent était elle-même altérée.

Lallemand donne un certain nombre d'observations où l'hémicranie revenant par accès est notée comme symptôme, tantôt des ulcérations de la dure-mère (lett. 2, n° 15), du ramollissement du cerveau avec carie du rocher (lett. 4, n° 29), de saillies épineuses à l'intérieur du crâne (lett. 5, n° 12) ; tantôt de la méningite chronique avec kyste du cervelet (lett. 7, n° 24), ou d'altérations ulcéreuses de la dure-mère ou du cerveau (lett. 8, n° 13) : toutes observations que l'on peut lire dans l'ouvrage du célèbre médecin de Montpellier, dont je me contente d'indiquer les titres pour ne pas trop allonger mon travail. J'aurai l'occasion, d'ailleurs, d'y revenir plus tard en discutant la question du siége de la migraine. Je les propose seulement aujourd'hui comme des exemples de migraines traumatiques, par compression des filets nerveux ou par irritation ulcéreuse. J'ajouterai que c'est dans cette catégorie que l'on pourrait faire rentrer les cas de migraines survenant pendant la période tertiaire de la syphilis, et qui sont dues aux exostoses ou bien aux caries diverses des parois crâniennes.

Les douleurs hémicraniques dues à ce genre d'altération

sont généralement atroces, et les calmants ordinaires n'ont aucun empire sur elles. Le seul but que puisse se proposer pour leur traitement le médecin, est d'agir sur l'altération de l'encéphale ou de ses parois, ou bien de chercher à débarrasser le cerveau, et surtout ses membranes, de la présence d'un corps étranger; toutes cures difficiles à faire, difficiles même à tenter.

CHAPITRE IV.

DE LA NATURE ET DU SIÉGE DE LA MIGRAINE.

La question que je vais entreprendre de résoudre dans ce chapitre est, sans aucun doute, un des points les plus difficiles de l'histoire de la migraine. C'est pourtant de cette obscurité que je dois dégager un principe non-seulement vrai, mais encore réellement fécond et fertile en heureuses applications. Cette étude présente, au premier abord, comme je l'ai déjà dit, d'assez grandes obscurités; toutefois, à mesure que j'ai fait miennes les diverses interprétations consignées dans la science, j'ai cru voir mon sujet s'éclairer petit à petit, et je n'ai donné une étendue assez grande au chapitre précédent que pour retrouver dans son ensemble et mettre ainsi sous les yeux des lecteurs la réunion des faits les plus considérables qui m'ont servi à établir une opinion raisonnée, contraire à celle du plus grand nombre des auteurs modernes, qui font de la migraine une névrose spéciale du cerveau. De ces faits et de leur appréciation je crois pouvoir sûrement conclure que : *la migraine est une névrose particulière à la cinquième paire des nerfs crâniens; elle a constamment son point de départ dans une irritation des différents rameaux de ce nerf, et spécialement de ses filets méningiens et des filets issus de la branche ophthalmique de Willis.*

Les anciens n'étaient pas embarrassés pour localiser cette affection, comme du reste toutes celles que leur limitait nettement la nature, ou qui n'étaient qu'un assemblage de symptômes prenant un corps distinct à la lumière des théories. De l'infinie variété de celles-ci peut se déduire, je l'avoue, une non moins grande diversité d'explications. Cependant, si l'on se recueille et si l'on cherche à faire la synthèse de ces éléments d'appréciation si divers, on ne tarde pas à s'apercevoir qu'une idée générale domine tous les auteurs depuis Galien jusqu'à Tissot. Cette idée n'est réellement autre que l'irritation des membranes intra ou extra-crâniennes par une humeur excessive, déplacée ou viciée. Je ne veux point entrer dans l'étude de ces variétés nombreuses, dont l'intérêt n'existe plus pour nous aujourd'hui ; il me suffira de faire remarquer que, suivant le point de départ théorique, ce sont des esprits vaporeux et chauds, des humeurs excrémentielles avec Galien, ainsi qu'avec Alexandre de Tralles, et depuis la renaissance de l'étude des sciences avec Fernel, ses contemporains et ses successeurs.

Pison et ses admirateurs veulent y voir la suite d'un excès de sérosités; Willis, une altération dans les esprits vitaux; Bellini, un phénomène de statique.

A la fin du XVIIIe siècle, on commence à s'apercevoir du vide réel de ces explications prétendues si précises, et Tissot, qui fait jouer le rôle le plus important à l'estomac dans la production de la migraine, paraît disposé à localiser les phénomènes douloureux dans les divisions du nerf sus-orbitaire. M. Labarraque ne s'explique point, et déclare que la migraine est une névrose du système nerveux de la tête. M. Piorry, fixant son point de départ dans l'iris, se rapproche de ma manière de voir, ainsi que M. Pelletan qui l'attribue à un état de souffrance du nerf ophthalmique tout entier. M. Grisolle conclut avec M. Calmeil, et, tout en notant les irradiations douloureuses diverses dans les régions que je montrerai sensibilisées par des rameaux de la cinquième paire, conclut, dis-je, que la migraine se rattache à une lésion double du système nerveux, central et périphérique. M. Valleix, tout entier à sa méthode statistique, laisse ce point dans l'ombre; enfin, M. Romberg, dont je ne puis apprécier le travail, les auteurs du *Compendium* et M. Axenfeld veulent que le point de départ soit dans le cerveau lui-même. Je discuterai tout à l'heure les arguments de ce dernier, qu'il a suffisamment développés dans sa continuation de la *Pathologie* de Requin, œuvre récente et justement estimée.

La migraine est une névrose, et cela ne peut être sérieusement mis en doute que si l'on refuse de comprendre sous cette expression générique une affection douloureuse à caractère plus ou moins régulièrement intermittent, et constamment localisée sur un point quelconque du système cérébro-spinal. Je ne crois pas avoir besoin de m'arrêter sur ce sujet. Ce n'est pas que l'on ne puisse trouver dans les annales scientifiques la constatation des opinions de quelques excentriques, fermant sans doute volontairement les yeux à la lumière. M. le Dr Niemeyer, de Magdebourg (1), a prétendu, par exemple, que la migraine dépendait d'une maladie congestive du foie, et il assure avoir trouvé pendant les accès une augmentation de volume de cet organe. Je ne peux rien répondre à cela; mais je crois que cette expérience est encore à refaire, et qu'une pareille assertion aurait besoin de nouveaux faits, nombreux et concluants.

Pour M. Auzias-Turenne, la compression exercée par une congestion sanguine, dans les sinus caverneux, sur le trijumeau, et surtout sur la branche ophthalmique de ce nerf, donne la clef de la question. Sans aucun doute, c'est là un des points de départ de la migraine, et je donne asile à cette explication, qui ne présente avec mes idées qu'une superficielle et nullement essentielle contradiction; mais ce n'est là vraiment qu'un des coins de la vérité.

Cette irritation mécanique des branches du trijumeau peut d'abord être assez facilement saisie sur les téguments. Écoutons d'abord Tissot : « M. Van-Swiéten avait connu un homme dont » la migraine commençait toujours par le tronc de ce rameau » (sus-orbitaire), dans l'endroit où il sort du trou sus-orbitaire,

(1) *Journal des Conn. méd.-chir.*, 15 janvier 1856.

» et de là la douleur se répandait dans toutes ses ramifications.
» J'ai eu un ami assez bon anatomiste qui éprouvait la même
» chose dans des accès de migraine, très-forts, mais très-rares;
» il m'assurait qu'il aurait pû dessiner le nerf d'après sa dou-
» leur; mais il lui trouvait bien plus de ramifications qu'on ne
» lui en trouve ordinairement (1). »

La même conviction animait sans doute M. le Dr Roumican, lorsqu'il adressait en 1835 à l'Académie de médecine un mémoire où il déclarait que le siége de la migraine était dans les téguments du crâne, et où il indiquait un bon moyen de guérison, c'est-à-dire la compression du nerf frontal avec le pouce depuis l'arcade sourcilière jusque vers la tempe, et à la nuque entre l'atlas et l'axis, l'axis et la troisième vertèbre cervicale (2).

Quittons maintenant la superficie de la peau, où s'épanouissent si richement les filets nerveux. Où sont ensuite les points douloureux le plus ordinairement accusés? Dans les globes oculaires, sans conteste. Eh bien! M. Piorry, s'appuyant sur la distribution des nerfs ciliaires et sur la curation abortive de la migraine par l'emploi de la belladone, ne nous a-t-il rien appris sur ce point?... Ce rameau qui suit l'artère centrale de la rétine et se subdivise avec elle dans cette membrane, ne doit-il pas avoir quelques rapports avec les dernières divisions du nerf optique, et ne peut-il assez influencer l'exercice de la vision pour que le centre des objets paraisse grisâtre, noirâtre, nuageux, comme le constatait Fothergill, et que les bords paraissent brillants, scintillants, comme l'ont constaté le même observateur, MM. Piorry, Pelletan et moi-même?... Il y a mieux encore. Voici Wepfer qui nous apprend qu'une abbesse ayant été opérée une seconde fois de la cataracte à l'âge de 72 ans, et l'opération cette fois pénible ayant duré un quart d'heure, elle souffrait depuis lors d'une violente migraine au-dessus de l'œil droit, douleur intermittente, mais sans retours

(1) Tissot, p. 121.

(2) *Revue méd.*, 1835.

fixes, durant tantôt seulement quelques heures, tantôt vingt-quatre heures complètes (1). Que s'était-il passé dans cette opération?... Wepfer ne nous l'apprend pas; mais nous pouvons admettre qu'il n'y eut point d'inflammation oculaire, puisque notre auteur a soin d'ajouter qu'il n'y avait aucune altération dans le système sanguin. Que reste-t-il? Une seule probabilité s'approchant bien près de la certitude, c'est-à-dire l'irritation, pendant ces longues manœuvres opératoires, de quelques rameaux des nerfs iriens.

Mais ce qui me paraît démontrer le plus clairement le siége de la migraine dans les divisions du trijumeau, ce sont certainement les douleurs intra-crâniennes, et cette vérité me paraît pouvoir être établie par la discussion des autopsies consignées dans les recueils; je dis la discussion, et non point la simple lecture, car celui qui entreprendrait cette étude avec l'espoir de trouver dans le système nerveux des personnes ayant été sujettes à la migraine des lésions constamment identiques, ou même rapprochées par leur nature, perdrait complètement son temps et pourrait dire avec M. Piorry : « Je ne connais pas de » travaux sur l'anatomie pathologique dans la migraine; j'ai » de fortes raisons de penser que le scalpel ne trouverait rien » dans le cerveau ou ses membranes qui fût en rapport avec » l'affection dont il s'agit. »

Les nerfs de la dure-mère, dont certains modernes avaient d'abord nié l'existence avec Haller, Wrisberg et Lobstein, mais qui avaient été constatés par Vieussens, Winslow, Lieutaud, Lecat, Valsava et autres, ont définitivement acquis droit de domicile dans la science après les travaux de MM. Froment, Cruveilhier et Bonamy. Les uns, occupant la région temporo-pariétale, naissent de la cinquième paire, et plus particulièrement du ganglion de Gasser. Les autres, destinés à la tente du cervelet et à la faux du cerveau, naissent de la branche ophthalmique de Willis, à sa sortie du ganglion de Gasser.

A ces courtes notions anatomiques, j'ajouterai que, d'après

(1) Wepfer, *op. cit.*, p. 43, obs. 53.

M. Cruveilhier, la dure-mère est insensible à la section, mais qu'elle est très-sensible à la lacération et à la déchirure. Cet auteur l'a constaté en trépanant des chiens; lorsque la scie arrivait à la dure-mère, les animaux manifestaient une vive douleur.

Déjà nous avons vu la migraine causée par une irritation des filets nerveux cutanés de la cinquième paire, à l'orbite par chute, fracture et compression (cas de M. Hoffmann), dans l'intérieur des fosses nasales par le développement des larves d'insectes, dans l'iris et la rétine par le travail et l'attention trop soutenus, par des manœuvres longues et pénibles d'une opération de cataracte. Les mêmes effets vont se produire dans l'intérieur du crâne, à la suite de causes d'irritation analogues, auxquelles les filets nerveux de la dure-mère peuvent être les seuls exposés.

Jean Vestingius, démontrant publiquement l'anatomie à Venise, trouva dans le cerveau d'une jeune femme une pointe de stylet ou de poignard que le malade avait portée pendant cinq ans, sans éprouver d'autre accident que des douleurs de tête les jours pluvieux (1).

Fabrice de Hilden a vu la douleur de tête tourmenter un enfant qui, depuis une chute faite dans un escalier, portait enveloppée dans un kyste, et sous les membranes du cerveau, une pierre qui y avait pénétré lors de son accident (2). Cette douleur était, il est vrai, continue, et ne doit point être assimilée à celle de la migraine.

Mais Lallemand donne une observation recueillie par le Dr Desgaultières, et que j'ai citée dans le précédent chapitre, dans laquelle on voit une migraine à accès parfaitement caractérisés ouvrir une série d'accidents qui se terminèrent, après un long espace de temps, par la mort de la malade, et être ellemême suscitée par irritation constante de tumeurs intra-crâniennes.

(1) Manget, *Bibl. méd. pract.*, t. 1, p. 1014.

(2) *Op. cit.*, p. 1014.

Des corps étrangers nés et développés dans le cerveau amènent les mêmes accidents. Je ne veux point parler ici des calculs, quoiqu'on puisse en trouver de nombreux exemples, parce que les observations où il en est question sont en général trop succinctes et insuffisantes pour l'histoire de la maladie; mais je dois citer, en l'abrégeant, l'observation 12 de la 5e lettre de Lallemand (1) :

Mlle A..., âgée de 17 ans, fut affectée de céphalalgie violente, périodique, qui persista pendant environ trois ans, avec d'autres accidents nerveux des plus graves, parmi lesquels sont spécialement cités les vomissements. A l'autopsie, on trouve plusieurs saillies en forme d'épines qui se portaient, de la partie postérieure de chaque pariétal, vers l'intérieur du crâne.

Quel rôle devaient jouer ici ces productions anormales? Le même rôle que jouait l'aiguille de l'opérateur dans l'observation de Wepfer, celui d'un irritateur des rameaux nerveux des méninges. Mais pourquoi les accidents restaient-ils intermittents avec une lésion persistante?... C'est un point, je l'avoue, dont on ne peut donner la raison que si l'on veut, comme Lallemand, attribuer les accès plus ou moins réguliers au retour des fluxions locales. Pour moi, l'explication n'est pas encore trouvée; mais d'autres faits de pathologie nerveuse bien constatés présentent une semblable irrégularité, et pourtant la réalité de la cause n'a jamais été mise en doute. Je me contenterai de citer les attaques épileptiques suites d'exostoses, et guéries par un traitement approprié. Le tissu osseux peut-il augmenter dans quelques instants de volume, pour revenir bientôt à son état primitif?... Je ne le pense pas.

La même difficulté qui se présente pour d'autres altérations peut être plus facilement levée.

Ainsi le malade de Lallemand dont l'histoire est rapportée lett. 2, no 5, avait la dure-mère corrodée dans quelques points et percée de différents trous, principalement au sommet de la tête.

(1) T. 2, p. 298.

L'observation ne donne pas de détails sur les douleurs de tête; mais plus loin, p. 240, Lallemand la cite comme un exemple de migraine dans les lésions cérébrales. Il survenait sans doute ici ce qui survient dans la carie dentaire et dans certaines ulcérations cancéreuses ou spécifiques; la douleur se déclare lorsque l'ulcération atteint un ramuscule nerveux, et cesse lorsque le mal, poursuivant sa marche envahissante, permet sans doute la cicatrisation de la fibrille sensible.

Le n° 29 de la lettre 4e fournit un exemple de la réunion de ces deux mobiles d'irritation, la compression et l'ulcération. Il s'agit d'un jeune homme qui était sujet à la migraine depuis son enfance, et qui fut pris, vers l'âge de 14 ans, d'une suppuration par l'oreille, dont la suppression coïncidait avec le retour des douleurs de tête. On trouve à l'autopsie un kyste qui reposait sur la partie pierreuse du temporal; une très-petite ouverture, traversant le kyste, la dure-mère et l'os, établissait une communication entre l'intérieur de ce kyste et le conduit auditif externe (1).

Les auteurs anciens sont riches en observations semblables, et l'on pourrait avec leur secours multiplier les histoires d'irritation des extrémités nerveuses par compression, froissement, ulcération ou atrophie; mais, outre que beaucoup de ces cas sont d'une authenticité douteuse, la plupart n'ont été malheureusement recueillis que pour leur apparente singularité, et ils manquent de détails essentiels. Je dois dire un mot cependant du fait cité par Morgagni (2). Un jeune homme avait été toute sa vie sujet à de violentes douleurs de tête. On trouve, à l'autopsie, les vaisseaux de la dure-mère très-développés, de la grosseur d'une plume d'oie, et l'altération était assez ancienne pour que leur empreinte ineffaçable fût gravée sur la table intérieure des os du crâne. C'est là, du reste, un fait semblable à celui qui, constaté par M. Auzias-Turenne, lui fit émettre ses idées sur l'origine de la migraine, qu'il attribue

(1) Lallemand, t. 2, p. 128.

(2) Morgagni, *De sed. et causis morb.*, l. 1, p. 9.

à une compression exercée sur les filets du nerf ophthalmique par une congestion sanguine dans les sinus caverneux.

Je me résume : Un seul fait est constant et peut être toujours constaté lorsqu'à l'autopsie de personnes sujettes à la migraine on rencontre des altérations matérielles ; ce fait, c'est l'irritation possible de rameaux nerveux émanant du tronc de la cinquième paire.

Je ne puis, je crois, trouver là-dessus de contradicteurs que dans le camp de ceux qui veulent faire de la migraine une névrose cérébrale. Je vais examiner leurs arguments, et j'espère démontrer le peu de solidité qu'ils présentent. Georget, rappelant le mécanisme des opérations sensoriales, veut que la migraine soit une névrose cérébrale, parce que, dit-il, toutes les sensations, sans exception, sont rapportées par le centre de perception aux extrémités nerveuses qui en reçoivent les premières impressions. A cela je n'ai rien à dire et je ne vois pas d'objection à faire. Si la question peut être envisagée de la sorte, il est inutile de discuter. Le cerveau est sans nul doute le garant et le réceptacle essentiel des fonctions vitales. Mais pourquoi ne dirait-on pas aussi que la sciatique est une névrose cérébrale?... Est-ce que le cerveau ne ressent point aussi la douleur crurale? Est-ce qu'il ne renvoie pas au nerf sciatique l'expression douloureuse?... Un pareil argument ne me paraît guère qu'une manière commode de tourner la difficulté. Passons.

M. Axenfeld ouvre la discussion en faisant assez bon marché de la sensibilité cérébrale, et s'appuie sur M. Longet pour avancer que certaines parties, notamment la voûte à trois piliers et la cloison transparente, sont pathologiquement sensibles. Je le veux bien ; mais à quelle partie du cerveau peut-on, dans l'immense majorité des cas, rapporter les douleurs hémicraniques?... A la surface des hémisphères ; or, ces surfaces sont, expérimentalement chez l'animal, et traumatiquement chez l'homme, insensibles.

M. Axenfeld veut donner à la douleur un caractère profond qui cadre mal, dit-il, avec l'idée d'une névralgie occupant seulement les nerfs superficiels du crâne et de la face. Les nerfs de la faux du cerveau, ceux de la tente du cervelet sont-ils des nerfs très-superficiels? Il y a des phénomènes cérébraux fréquents, je l'avoue, une certaine torpeur, et de la taciturnité; mais cela peut être expliqué par la souffrance du système nerveux des organes des sens, dont j'ai montré les connexions avec les filets de la cinquième paire. D'ailleurs, ne savons-nous pas que les douleurs tenaces et persistantes, spécialement les douleurs névralgiques, même à siége excentrique, finissent quelquefois par conduire à l'hypochondrie et même à la folie?

Enfin, j'ai publié des observations de la lecture desquelles il résulte assez clairement, ce me semble, que le point de départ de la maladie est dans un organe éloigné du cerveau : voyez les migraines stomacale, asthénique, irisalgique, suite d'opération de cataracte, etc...; et ces observations me mettent en droit, je pense, de conclure, contrairement à l'opinion de M. Axenfeld, que les symptômes considérés comme la preuve de l'irradiation secondaire vers le cerveau n'ont réellement pas d'autre signification. D'ailleurs, si l'on veut soutenir que le cerveau est au contraire le point de départ, il faut admettre aussi que cet organe peut le devenir dans toutes ses parties. Dès lors, pourquoi les phénomènes douloureux ne se manifesteraient-ils pas aussi fréquemment sur le trajet des autres nerfs sensitifs, et pourquoi cette élection de la cinquième paire?...

Si j'ajoute, pour finir, à ces diverses considérations anatomiques et physiologiques, l'incontestable autorité des documents historiques que j'ai réunis, non sans dessein, au début de ce travail, et qui concourent tous à localiser les symptômes de la migraine dans les téguments internes et externes du crâne, je crois qu'il me sera permis, comme conclusion, d'affirmer maintenant ce que j'énonçais au début de ce chapitre, c'est-à-dire que la migraine est une névrose douloureuse particulière à la cinquième paire de nerfs crâniens, et spécialement à ses filets méningiens, ainsi qu'à ceux qui sont issus de la branche ophthalmique de Willis.

CHAPITRE V.

DES CAUSES DE LA MIGRAINE.

Les principaux points de l'étiologie de la migraine ayant été déjà traités dans les précédents chapitres, je me contenterai d'en rappeler les principales conclusions dans les propositions suivantes :

A. La migraine est une névrose spéciale à la cinquième paire de nerfs crâniens, et reconnait pour cause immédiate une irritation quelconque, directe ou sympathique des rameaux émanés de ce tronc.

B. Cette irritation peut provenir :

1° D'une excitation mécanique des fibrilles nerveuses (traumatisme, compression, ulcération des tissus, développement et congestion des sinus cérébraux, séjour de parasites, etc.) ;

2° D'une irritation des nerfs spéciaux des organes des sens, ou des rameaux innervant les parties accessoires de ces systèmes (irisalgie, monophthalmalgie, fatigue des sens auditif, olfactif, etc.);

3° D'une excitation sympathique déterminée par le malaise du système nerveux digestif, génital, etc. (migraine stomacale, rectale, utérine, etc.);

4° D'une excitation directement portée sur le système nerveux, ou réagissant sur ce système par l'intermédiaire du système sanguin, et n'étant qu'une manifestation diathésique de quelque affection morbide *totius substantiæ* (migraine arthritique, herpétique, syphilitique, intermittente, etc.);

5° Enfin d'une excitation qui peut être rapportée à l'abus des facultés intellectuelles, mais dont l'influence directe ne me paraît pas suffisamment démontrée, si l'on veut considérer d'abord l'influence que ce même abus peut exercer sur le dérangement d'autres fonctions (digestive, utérine) dont la puissance d'excitation sympathique est déjà constatée.

Le mode d'irritation le plus fréquent est celui qui provient par sympathie du malaise des fonctions digestives. Quelques auteurs en ont même fait la seule, ou du moins à peu près la seule cause de la maladie qui nous occupe. Tissot peut être regardé comme celui qui a donné le plus d'autorité à cette opinion. Mais, s'il fut studieux et sagace observateur, il manqua de cette rigueur de classification et de cet ordre d'exposition qui me paraissent absolument nécessaires à tout bon traité scientifique.

Je crois que la migraine dépendant des dérangements de la fonction génitale chez la femme vient en seconde ligne. La plupart des femmes sont sujettes à la migraine seulement pendant la durée de la vie sexuelle; mais on en voit qui souffrent avant l'époque de la nubilité, et quelques autres qui ne voient les douleurs de tête se déclarer qu'après la cessation des menstrues. Dans le plus grand nombre de ces derniers cas, on a généralement affaire à des migraines traumatiques déterminées par le développement d'affections chroniques nées dans le cerveau ou dans ses enveloppes.

Les malades souffrent ordinairement avant, quelquefois pendant, rarement après l'écoulement mensuel.

La migraine par excitation des sens, ou par exercice abusif des facultés intellectuelles, vient ensuite. C'est cette céphalalgie qui tourmente de nombreux patients parmi les gens du monde, fatiguant à la fois et les sens et l'imagination, dans les spectacles et les soirées.

Les migraines diathésiques sans apparence de traumatisme doivent être plus rares. Je crois cependant qu'il faut tenir l'influence constitutionnelle en sérieuse considération.

La migraine intermittente peut se développer non-seulement dans les contrées à miasmes paludéens, mais encore dans d'autres régions où ces ferments morbides sont tout à fait inconnus. On peut trouver d'assez nombreux exemples de ces variétés dans les mémoires de MM. Audouard et Arloing.

Je viens d'étudier les causes de la migraine, en considérant la maladie sous ses principaux modes génésiques ; voyons maintenant le degré d'activité que les prédispositions individuelles, les conditions sociales, les âges et les tempéraments impriment à sa manifestation.

L'hérédité fait sentir ici clairement son influence, mais ce n'est, à mon avis, que secondairement ou du moins accessoirement, c'est-à-dire par suite de la transmission héréditaire des diathèses ; et nous savons combien de fois ces états généraux et constitutionnels adoptent la migraine comme une de leurs manifestations.

Les enfants n'en souffrent que peu ou point ; les vieillards y sont sujets moins que les hommes faits ; ceux-ci moins que les jeunes gens. Je ne proposerai d'autre explication de cette graduation que l'exaltation, au printemps de la vie, de toutes les fonctions de la vie de relation, des organes des sens, et l'abus fréquent alors de toutes les forces vives, prodiguées comme un fonds inépuisable, mais malheureusement trop tôt consommé.

On dit habituellement que le tempérament nerveux est celui qui prédispose le plus à la migraine ; mais il résulte des nombreuses observations que j'ai colligées ou recueillies moi-même que tous les tempéraments y sont à peu près également exposés.

Les femmes souffrent de la migraine plus que les hommes, d'abord à cause de l'influence énorme des fonctions utéro-ovariques, ensuite parce que les mœurs actuelles, les exigences de la mode, sont pour les femmes du monde des causes de continuelle excitation. Le corset qui gêne les fonctions digestives et respiratoires, le bal, les soirées, pendant lesquelles la tête est souvent brûlante et congestionnée, exposent plus souvent la femme élégante à la migraine que l'homme dont le costume est plus hygiénique et dont les sens sont moins aisément excitables.

Cela m'amène à dire un mot des professions, point sur lequel, mécontent de vagues données, j'ai tâché de réunir quelques chiffres et quelques faits, autant du moins que ma position a pu me permettre de le faire avec fruit.

La plupart des médecins que j'ai pu interroger ont ou ont eu la migraine. Cette affection est aussi très-fréquente parmi les employés de l'État, obligés par leurs devoirs de passer une grande partie de la journée dans un bureau.

Les soldats m'ont paru jouir, au contraire, d'une remarquable indemnité. Sur cent interrogés, un seul, un officier, était atteint de véritable migraine. J'ai fait honneur de cette préservation assez curieuse au régime d'une assez grande uniformité, ainsi qu'à la petite somme de dépense physique et intellectuelle qui se fait en garnison.

Cent paysans, hommes et femmes, m'ont donné un chiffre assez fort de malades, 15 à 20, et je ne spécifie pas davantage à cause de l'incertitude de certains cas. J'attribue cette fréquence, soit au mauvais régime gastrique, soit à la prédisposition diathésique, et surtout aux affections rhumatismales, non moins qu'aux excès fréquents de vivres et de boissons.

Cent séminaristes catholiques ont présenté 20 cas au moins bien caractérisés.

Cent religieuses d'ordres cloîtrés, et à peu près constamment occupées de prières ou d'occupations mystiques, ont fourni une quinzaine de malades. Ce chiffre est d'autant plus inférieur au précédent que ces religieuses, outre la propension à la migraine déterminée par leur manière de vivre, apportaient aussi en sus la disposition inhérente aux fonctions utérines, ainsi qu'à une complète chasteté. Mais je crois que l'influence de ces causes actives est contrebalancée chez elles par la sobriété habituelle et la régularité d'un régime suffisant, et puis enfin par la tranquillité de l'âme, qui, chez la plupart de ces dames, se repose sans effort dans la certitude de la foi.

Je pourrais maintenant, et pour ne rien négliger, rappeler quelques-uns des détails que j'ai pu recueillir dans les observations sur l'action des modificateurs des sens, lumière, chaleur, son, électricité, etc.; faire la part de certaines congestions dont le siége précis dans les organes cérébraux ne peut pas être facilement constaté. Je me contente, pour ne pas allonger trop ce travail, de renvoyer à ce que j'en ai dit incidemment à propos de chaque variété de migraine en particulier.

CHAPITRE VI.

DIAGNOSTIC, PRONOSTIC.

Il ne me paraît pas difficile d'isoler la migraine, telle que je la comprends, des maladies qui peuvent paraître lui ressembler. Je laisse de côté la céphalalgie qui marque le début des affections fébriles, ou qui accompagne celles-ci dans leur cours, et celle qui forme l'un des premiers et des plus importants symptômes de la méningite. L'état général du malade suffit à les distinguer assez. La marche de la maladie dont elle est un épiphénomène n'offre point cette intermittence plus ou moins régulière qui sert à caractériser les véritables accès de migraine. La nature elle-même de la douleur n'est certainement pas la même ; et si l'on ne peut clairement décrire cette différence, celle-ci est parfaitement appréciée par les malades. Ce dernier caractère pourrait encore fournir un assez bon point de diagnostic entre la migraine et la névralgie de la cinquième paire. Quelque pénibles, en effet, que soient les douleurs hémicraniques, elles n'offrent point ce caractère d'acuité insupportable qui fait pousser des cris aux patients, les chasse hors du lit, et leur fait accepter les remèdes les plus rebutants et les opérations sanglantes. D'un côté, horreur de la lumière, du bruit, du mouvement ; de l'autre, au contraire, recherche fréquente de la distraction, de l'air extérieur, du changement de position.

Le clou hystérique se distingue par sa position complètement fixe, l'absence des autres phénomènes de la migraine, et la coïncidence des symptômes ordinaires de l'hystérie.

La névralgie de la face présente habituellement des paroxysmes très-courts, d'une durée de quelques minutes par exemple, mais revenant après une légère interruption avec une beaucoup plus grande régularité. Pour trouver des faits semblables dans l'histoire de la migraine, il faudrait citer le malade observé par Juncker, et ce fait isolé ne peut servir à modifier nos principes de diagnostic. Enfin, les phénomènes sympathiques dans la névralgie se bornent à quelques convulsions des muscles de la face et à la congestion des yeux; les phénomènes gastriques manquent, on peut le dire, constamment.

Mais, s'il est facile de séparer la migraine des autres affections qui paraissent s'en rapprocher plus ou moins, il est plus malaisé, comme aussi plus utile, de reconnaître chez le malade quelle variété de migraine il importe de traiter. Le praticien puisera, la plupart du temps, dans sa connaissance du sujet, dans celle de son tempérament, de ses habitudes et de ses dispositions héréditaires, les éléments d'appréciation dont il aura besoin. La longue description que j'ai donnée de chaque variété peut être là-dessus utilement consultée. Voici les principaux points sur lesquels il sera le plus avantageux de s'arrêter :

1° Ses retours réguliers signalent la migraine intermittente; et les autres affections avec lesquelles celle-ci pourrait être confondue demandant d'abord et principalement le même genre de traitement, c'est-à-dire l'emploi de l'antipériodique, il importe peu d'insister longuement sur ce sujet.

2° La migraine par irritation directe prend, comme son nom l'indique, sa source dans une excitation anormale des organes des sens ou des facultés intellectuelles, excitation qui peut être souvent appréciée, dans l'œil par les phénomènes indiqués par M. Piorry, dans le nez par la douleur gravative débutant dans cet organe, dans l'oreille par des bourdonnements et une légère surdité passagère, dans le cerveau enfin par une sensation de vague et de lassitude qu'il est plus facile de reconnaître, lorsqu'on l'a une fois éprouvée, que de décrire clairement. L'étude des commémoratifs, ici d'ailleurs comme dans les autres cas, facilitera la solution.

3° Avant que l'accès de migraine stomacale soit bien déclaré, le malade habituellement dyspeptique éprouve un sentiment de plénitude ou une douleur sourde et gravative dans la région épigastrique, un refroidissement notable, un ralentissement dans l'action de l'estomac, dont il se rend parfaitement compte, quelquefois des retours aigres, acides, salés, ou bien une augmentation notable de l'appétit, tous symptômes qui lui permettent de prédire le retour de l'accès. Les vomissements enfin, lorsque l'attaque arrive à son summum, sont de règle, et se présentent comme phénomènes importants.

4° La migraine utérine est assez facilement délimitée par la considération seule des époques où les femmes sont tourmentées. Elle peut cependant parfois se confondre avec la variété précédente chez les tempéraments faibles et les personnes chlorotiques. Il n'est pas, dans ce cas, très-utile d'isoler chaque influence, parce qu'il est aussi nécessaire de combiner les traitements.

5° L'état général pléthorique et les symptômes congestifs locaux, oculaires, ophthalmoscopiques, le battement des artères superficielles, peuvent servir à faire reconnaître la migraine pléthorique.

6° Les signes habituels des diathèses et leurs explosions antérieures à défaut de ceux-ci, la recherche de la santé des ascendants, indiqueront au praticien exercé la part que chacune des diathèses peut revendiquer dans la pathogénie de la migraine.

7° Enfin, lorsque la maladie tend depuis un assez grand nombre d'années à devenir de plus en plus pénible, et que ses accès vont se rapprochant, lorsque les successions des âges et les changements de manière de vivre n'influent en rien sur l'intensité des symptômes, on doit soupçonner l'existence d'une migraine symptomatique de quelque grave affection organique cérébrale. Cette présomption deviendra presque une certitude, lorsque d'autres phénomènes morbides nerveux, compliquant l'état du malade, iront aussi s'aggravant tous les jours : ainsi les convulsions, les paralysies, etc., etc. L'ophthalmoscopie doit être encore ici d'un grand secours, grâce aux relations intimes existant entre l'apparence de la rétine et les lésions graves du système nerveux. Je ne doute pas que les travaux de M. Bouchut en France, et de M. Clifford Albrett en Angleterre, travaux qui sont encore poursuivis, ne viennent jeter un jour nouveau sur cette question.

L'étude du diagnostic, dont je viens d'exposer sommairement les principes, principes qui deviendront féconds par l'interprétation des praticiens éclairés, est indispensable pour l'établissement du pronostic. Sans doute, dans l'immense majorité des cas, la migraine n'est point la suite d'une altération profonde des organes et d'un trouble irrémédiable des fonctions; mais les accès en sont pénibles, et leur retour fréquent peut porter une atteinte réelle à la constitution, outre qu'il est un obstacle souvent bien inopportun à l'exercice de l'activité physique et morale.

La migraine intermittente est peu grave, parce qu'elle est temporaire et facilement curable.

Les migraines directe ou sympathique ne sont pas suivies de troubles sérieux, et n'ont d'autre gravité que celle de l'ennui qu'elles causent au patient. Elles peuvent, d'ailleurs, être un symptôme elles-mêmes de la faiblesse des organes digestifs, de l'innervation irrégulière du système utérin, et peuvent, par la répétition fréquente de leurs crises, jeter l'économie tout entière dans l'état chlorotique ou le nervosisme.

Je n'ai pas besoin de signaler la gravité spéciale des migraines qui dépendent d'une maladie organique du cerveau ou de ses enveloppes. Le pronostic est, dans ces cas, en rapport avec la curabilité plus ou moins facile de cette maladie elle-même. Et cette curabilité, qu'elle est la plupart du temps difficilement appréciable!...

Lorsque la migraine dépend de la pléthore, elle offre une assez belle prise au traitement; il en sera de même ordinairement pour la migraine diathésique, lorsque la diathèse elle-même est de celles qui se laissent modifier ou masquer pour un traitement approprié.

Ceci m'amène à dire un mot d'un point jadis très-controversé, mais auquel je crois pouvoir donner une solution satisfaisante. Je veux parler des métastases de la migraine, que les uns ont voulu nier, et que les autres ont obstinément soutenues.

Je ne sais si je m'abuse, mais il me semble que de ma manière de comprendre la migraine part un trait de lumière qui éclaire la question, et qui, se réfléchissant ensuite, rend plus évidente la vérité de son point de départ.

La migraine, en effet, n'a point de métastases, parce que la migraine n'est point une diathèse, et qu'elle est localisée sur un point borné du corps humain. Il est, par conséquent, fort inutile de rechercher quelles sont les maladies qui peuvent succéder à la cessation des accès hémicraniques. Vue de la sorte, la question est insoluble et reste livrée à d'éternelles discussions.

Mais la migraine peut et doit être comprise parmi les manifestations insolites, ou *anomalostases,* des diathèses en général, et en particulier des diathèses rhumatismale, herpétique, syphilitique, etc... Elle peut donc alterner avec les herpétides, les syphilides, les arthritides normales, et servir à la diathèse de satisfaction momentanée. Il n'est donc pas étonnant de trouver chez un sujet herpétique, pendant longtemps un eczéma, ensuite une migraine; dans la goutte, des migraines, puis des douleurs articulaires, et, dans certains cas, des congestions diverses encéphaliques ou thoraciques. Je crois en avoir dit assez à ce sujet.

Appendice. — *Marche, durée, terminaisons.*

Pour suivre les errements classiques, je devrais traiter à part chacun de ces points, mais je les ai suffisamment indiqués dans le courant de ce travail. J'ai résumé aphoristiquement ici les principales conclusions :

La migraine, rare dans l'enfance, devient fréquente pendant la jeunesse, assez persistante dans l'âge mûr, presque inconnue à la vieillesse.

Cette maladie se compose d'une suite de paroxysmes plus ou

moins espacés, dans l'intervalle desquels le sujet jouit de son habituelle santé.

L'accès lui-même dure seulement quelques heures, rarement vingt-quatre heures entières.

Le malaise est ordinairement léger au début, et va croissant jusqu'au moment de la crise, pour disparaître ensuite rapidement.

Quelques accès avortent cependant dès les premiers stades, soit naturellement, soit grâce à l'influence du traitement.

Les accès de migraine stomacale surviennent à la suite des écarts de régime, variant suivant les sujets.

Les accès de migraine utérine surviennent régulièrement à l'occasion du retour des menstrues, ordinairement avant, quelquefois pendant, rarement après.

Les migraines diathésiques disparaissent, lorsque quelqu'une des manifestations électives de la diathèse occupe la scène pathologique.

Les accès de migraine traumatique vont sans cesse croissant d'intensité jusqu'à ce que des accidents plus graves enlèvent le malade.

Les personnes sujettes aux migraines non traumatiques en sont débarrassées vers l'âge de 50 ans.

Les migraines peuvent être modifiées dans leur fréquence et leur intensité par l'application d'un traitement rationnel, et surtout par l'observation d'une hygiène appropriée.

CHAPITRE VII.

TRAITEMENT.

« Pour obtenir la guérison de cette migraine, ou plutôt pour
» essayer de l'obtenir, toute espèce de secours thérapeutiques
» furent invoqués et appliqués par les médecins les plus habiles,
» indigènes ou même étrangers, mais tous furent employés en
» vain.

» Dès le début, des frictions mercurielles amenèrent pour » tout effet une salivation terrible et tellement prolongée que » sa durée faisait craindre pour la vie de la malade. Une poudre » mercurielle administrée par un célèbre empirique, Charles » Huet, produisit le même accident. On essaya les eaux ther- » males, les eaux minérales acidules, de tout pays et de toute » nature, avec aussi peu de succès. Plusieurs saignées furent » pratiquées, on eut recours même à l'artériotomie; on ouvrit » plusieurs cautères, soit au sinciput, soit à l'occiput, soit » dans d'autres parties.

» La malade essaya du changement d'air, et habita plusieurs » pays, notamment l'Irlande et la France. Elle usa de tous les » remèdes, céphaliques, antiscorbutiques, hystériques, spéci- » fiques célèbres, empiriques, qu'ils fussent recommandés par » des savants, par des ignorants, et même par des charlatans » et des bonnes femmes (1). »

Je cherchais à résumer les efforts des anciens pour guérir la migraine, lorsque ce passage de Willis me revint à l'esprit. Je n'ai pas cru pouvoir mieux faire, pour en donner une idée, que de traduire cette longue énumération de remèdes et de moyens thérapeutiques, moyens quelquefois barbares, qui furent essayés tous sur une femme douée des qualités les plus charmantes du corps et de l'esprit, et qui le furent tous inutilement, tellement était ardue la cure de cette pénible affection. Faut-il encore en rester là, et négliger la curation de la migraine? Certes, cette résignation fataliste n'a été que trop à la mode de nos jours, soit que les praticiens aient été rebutés aussi par le peu de succès de leurs tentatives, soit qu'ils aient été retenus par la crainte de la métastase, crainte très-écoutée, mais qui ne peut être, comme je l'ai déjà fait voir, que la suite d'une méprise d'interprétation étiologique.

Je crois avoir établi quel est le siége et quelle est la véritable nature de la migraine; mais, après avoir suffisamment affirmé ces points, j'ai dû, pour rester fidèle à mon intention bien ar-

(1) Willis, *De animâ brutorum*, p. 298.

rêtée de tenir note de tous les faits, j'ai dû, dis-je, compter avec les causes plus ou moins directes de la maladie locale. C'est aussi maintenant à ces considérations que je demanderai les principes qui me serviront pour établir les bases d'une médication rationnelle de la migraine. Les moyens que je recommanderai n'auront aucune apparence de nouveauté; tous ont pris depuis longtemps droit de domicile dans la science; tous ont été plus ou moins souvent, plus ou moins heureusement invoqués. Tout ce que je désire, c'est que mon travail puisse aider à leur application méthodique. La matière médicale, grâce à la méthode physiologique, est une science qui se complète tous les jours; la thérapeutique est, sur beaucoup de points, une science encore à l'étude, et tous nos efforts doivent tendre à la débarrasser des obstacles qui s'opposent à ses progrès.

§ 1er. — *Migraine intermittente.*

Ici un seul agent thérapeutique, mais il est efficace. Je veux parler du quinquina et de ses dérivés, parmi lesquels il faut citer en première ligne le sulfate de quinine. La dose doit être modérée; il est inutile d'avoir recours aux quantités considérables, qu'il est prudent au contraire d'administrer dans les accès pernicieux et dans les fièvres graves. D'ailleurs, les accidents nerveux cérébraux qui suivent l'administration des fortes doses de quinine doivent conseiller un usage prudent de ce sel. 60 centigrammes de quinine, 1 gramme au plus, 8 ou 12 grammes de poudre de quinquina, suffiront d'ordinaire pour déterminer la disparition des accès. Les praticiens qui emploieront cette dernière préparation pourront, à l'exemple de M. Audouard, joindre au quinquina quelques centigrammes d'extrait gommeux; mais il va sans dire que ces divers modificateurs doivent toujours être pris pendant la rémission, car ils ne seraient évidemment pas tolérés pendant l'accès. Il convient, au plus fort de celui-ci, de se contenter de l'administration de quelques dérivatifs, tels que sur le front l'application de compresses trempées dans un liquide froid, astringent ou volatil, et des pédiluves sinapisés.

Si le quinquina échouait, il faudrait avoir recours à l'acide arsénieux, altérant non moins qu'antipériodique, dont le rôle dans le traitement de la migraine sera mieux spécifié plus tard.

§ 2. — *Migraine par excitation sensorielle ou intellectuelle.*

C'est à l'hygiène qu'il faut demander les moyens de traitement les plus puissants dans cette variété. Cette migraine succède habituellement à l'excitation prolongée ou anormale des sens, à l'exercice abusif des facultés intellectuelles. Pour en prévenir les retours, il faut d'abord chercher à procurer à chaque sens en particulier, ainsi qu'aux facultés intellectuelles, un repos sagement ménagé. Tel malade devra fuir les assemblées nombreuses, éviter les odeurs fortes, ou du moins les odeurs que sa propre expérience lui a dénoncées comme dangereuses. Celui qui souffre de la migraine oculaire craindra de rester longtemps exposé à la lumière vive, et ne prolongera pas outre mesure les séances de lecture, surtout si le caractère qu'il a sous les yeux est petit et pénible à déchiffrer. Je rappellerai encore l'observation, citée par M. Piorry, du médecin que des lunettes trop fortes rendaient constamment malade, et le conseil donné par le même auteur de ne point se livrer à des lectures absorbantes pendant le travail de la digestion, conseil dont il appuie l'opportunité sur de nouvelles observations.

La susceptibilité du nerf auditif sera, par d'autres personnes, en nombre, il est vrai, beaucoup plus restreint, particulièrement ménagée.

Lorsque la migraine parait tenir à l'abus de l'exercice des facultés intellectuelles, aux excès de sensibilité intime et de méditations, il convient d'ordonner que le malade dirige son régime avec une attention bien soutenue. Des promenades à pied et en voiture, comme les recommandaient Sydenham et Tissot, un peu de travail manuel, seront conseillés. On y joindra, si l'âge et la constitution le permettent, une gymnastique modérée, de telle sorte que la force nerveuse puisse équilibrer les phénomènes sensitifs et moteurs, et que chaque système trouve, dans les heures de travail et de repos sagement réglées, cette pondération suffisante qui conserve la parfaite harmonie des fonctions.

Si les personnes journellement livrées à de longues réflexions ne sont pas presques toutes, comme je l'ai remarqué, sujettes à la migraine, c'est qu'elles sont soumises à une régularité parfaite de régime et d'occupations, dont la répétition constante crée, pour ainsi dire, une sorte de loi nouvelle à l'organisation.

Si je n'insiste pas davantage sur ce point, c'est que je devrais, pour compléter ce travail, énumérer les principes généraux de l'hygiène que tout le monde connaît, et dont chaque praticien peut faire une intelligente application, qui fournira les bases du traitement prophylactique et curatif de la migraine par excitation directe des organes des sens et par abus des facultés intellectuelles.

Si l'hygiène à peu près seule peut fournir des moyens de curation vraiment capables d'empêcher le retour de la maladie, la matière médicale nous réserve une assez grande quantité de moyens applicables au traitement de l'accès, moyens qui tous ont été quelquefois heureusement invoqués, et qui doivent l'être surtout dans la variété de migraine qui nous occupe, parce que sa cause ordinairement plus ou moins locale et transitoire peut céder aux secours locaux et momentanés.

Le nombre de ces moyens est grand, il est presque infini. Aussi ne citerai-je que ceux qui m'ont paru présenter, avec un bon certificat d'origine, une raison théorique suffisante pour engager à leur application.

Une condition essentielle pour que ces moyens divers amènent un notable soulagement, c'est qu'ils soient administrés au début de l'accès. Dès que le mal a pu parvenir à son summum, lorsque les douleurs sont violentes, lorsque le vomissement est imminent, tout est inutilement employé. Les vomitifs seuls peuvent alors procurer quelque soulagement en précipitant la crise.

En tête des agents les plus actifs, je dois citer le café. La décoction de la poudre torréfiée, prise très-chaude et peu sucrée, arrête souvent les premiers symptômes, et s'oppose à tout malaise ultérieur. Quelques personnes, notamment le Dr Formey, conseillent de prendre l'infusion de café non grillé : je n'ai reconnu aucune valeur à ce mode d'administration, et je crois qu'il vaut mieux s'en tenir à la méthode ordinaire. Lorsque les nausées sont déjà devenues fréquentes, ce liquide est rejeté comme tout autre, et son emp'oi ne présente plus d'avantage.

Le café doit agir ici comme excitant du système nerveux, et, à ce titre, amener ce système à un degré de tension et d'activité qui lui permet de lutter contre la fatigue résultant des sollicitations antérieures trop intenses ou trop répétées. Aussi, son usage ne doit-il pas être prolongé. Il convient d'en réserver l'action pour le moment du besoin, du moins à des doses plus élevées que celles que l'usage accorde après le repas. En outre de cette excitation purement nerveuse, si bien constatée par MM. Trousseau et Pidoux, le café jouit encore de propriétés remarquables comme excitant local des fonctions gastriques, ce qui doit encore engager à l'employer dans les cas douteux, où l'influence du malaise stomacal ne peut pas être complétement négligée.

L'usage habituel du café noir à jeun m'a paru diminuer la fréquence et l'intensité des accès hémicraniques chez une malade où diverses causes se réunissaient pour rendre la maladie difficile à traiter. Mais je suis sobre de ces moyens, parce que je sais combien l'habitude use l'effet de ces modificateurs organiques.

M Piorry croit que d'autres excitants, et les aliments eux-mêmes portés dans l'estomac, arrêtent aussi la migraine dès son début. Je ne crois pas ces moyens applicables à la variété qu'il a spécialement décrite. J'ai beaucoup plus de confiance dans l'emploi des frictions autour de la paupière avec trois ou quatre grains d'extrait de belladone étendu d'eau, moyen que M. Trousseau expérimentait de son côté en même temps que le célèbre professeur de la Charité. L'excitation des ramuscules nerveux iriens et oculaires peut être de la sorte arrêtée dès son début, et l'accès jugulé. On pourrait sans doute, d'après les mêmes indications, faire pénétrer et laisser séjourner dans le fond du conduit auditif externe ou dans les anfractuosités du nez, des quantités semblables du même médicament, au début des migraines auditives ou olfactives; mais c'est une pratique que je n'ai point eu l'occasion d'essayer.

La belladone n'est point la seule substance antispasmodique et calmante qui ait été employée, et à laquelle on puisse avoir recours; l'opium et les sels de morphine sont d'un usage habituel. M. Ricord, médecin aux Cayes, employait ces sels à la dose de 1 à 2 centigrammes que l'on doublait ou triplait au besoin. Il communiqua sa pratique à l'Académie de médecine (1). M. Mérat annonça qu'il avait essayé ce mode de traitement quatre fois avec succès. M. Itard mentionna quelques insuccès. M. Boileau de Castelnau eut l'idée d'unir le chlorhydrate de morphine au café, et paraît s'en être bien trouvé dans un assez grand nombre de cas. M. Magistel administrait la morphine par la méthode endermique. Aujourd'hui cette méthode peut être reprise et favorablement modifiée par l'adoption de la méthode des injections hypodermiques.

Le cyanure de potassium a eu ses cas heureux entre les mains de MM. Cazenave et Debout. Ces médecins l'employaient en lotions extérieures dans la région orbito-frontale. Voici le *modus faciendi* de M. Debout :

Éther chlorhydrique chloré	12	grammes.
Cyanure de potassium.....	10	—
Axonge récente..	60	—

Il faut prendre, le soir en se couchant, une petite portion de cette pommade, et l'étendre avec la paume de la main; puis on couvre la tête d'un bonnet de taffetas ciré et à cou-

(1) 23 février 1830.

lisse, afin d'empêcher la volatilisation de l'anesthésique (1).

M. Munaret et M. Pelletan se contentent de faire dissoudre 40 à 50 centigrammes de cyanure dans 30 grammes d'alcool, d'éther ou d'eau distillée, dont ils imbibent des compresses qu'ils appliquent sur la tête et principalement sur le front (2).

L'hydrocyanate de zinc réussit dans un cas grave au Dr Muhrbeck, qui l'administra à la dose de 1/12e de grain en augmentant de 1/12e tous les jours. Le malade fut complètement guéri lorsqu'il fut arrivé à la dose de 75 milligrammes. Je dois ajouter que la maladie présentait une marche intermittente assez mal définie.

Dans la classe de ces modificateurs de l'influx nerveux, il faut encore citer l'électricité, qui, d'abord employée par Ligaud de Lafont au moyen des aimants, est encore en usage de nos jours sous forme des chaînes électriques de Pulvermacher, des armatures métalliques de M. Burq, de la brosse électrique et de divers autres procédés imaginés par les électrothérapes modernes.

Je serais disposé à donner à ces moyens divers, débarrassés de leurs congénères grotesques et vulgaires, une notable influence sur la migraine; mais je n'ai pu, faute d'un milieu convenable, constater par moi-même celle-ci.

La série des moyens topiques applicables à la variété que je traite en ce moment sera épuisée lorsque j'aurai mentionné les rubéfiants et irritants externes, appliqués au niveau de la douleur, les sinapismes, les eaux sédatives, l'éther, le chloroforme, l'alcool camphré, etc., tous agents qui peuvent produire de bons effets dans quelques cas particuliers.

Je ne veux pas passer non plus sous silence une communication faite en 1835 à l'Académie par le Dr Roumieau, et dans laquelle ce médecin déclarait avoir guéri plusieurs accès de migraine par la compression du nerf frontal avec le pouce vers

(1) *Bull. gén. de thér.*, 30 avril 1852.

(2) *Gaz. méd.*, juillet 1835.

l'arcade sourcilière, ou par la compression d'autres filets entre l'atlas et l'axis, entre celle-ci et la troisième vertèbre.

Voilà tout ce qu'il est, je crois, convenable de connaître pour avoir à sa disposition un nombre suffisant de moyens thérapeutiques à tenter. J'en néglige une infinité d'autres, qui ne m'ont pas paru suffisamment sérieux, ainsi que les cautérisations barbares et multipliées des anciens, leurs eaux et leurs poudres céphaliques. Les remèdes sont nombreux ; mais leur choix est difficile ; il faut, devant chaque cas nouveau, les essayer chacun, en se dirigeant d'abord d'après une indication plus ou moins rapidement trouvée : c'est là le propre de l'éminent praticien.

§ 3. — *Migraine stomacale.*

L'observation des lois générales de l'hygiène, et surtout l'observation des lois qui assurent l'intégrité parfaite des fonctions digestives, deviennent de la plus haute importance, lorsqu'il faut traiter la migraine stomacale. La quantité des aliments doit être proportionnée à l'étendue des besoins et aux nécessités de la réparation. Les gloutons sont fréquemment atteints de migraines, soit que la masse de matières ingérées épuise l'innervation de l'estomac par le surmenage qu'elle nécessite, soit que cette surexcitation constante entretienne dans l'organe un état d'irritation, dont les paroxysmes amènent l'accès hémicranique.

Généralement, tout ce qui peut faciliter la digestion doit être conseillé; tout ce qui peut l'arrêter doit être soigneusement défendu. C'est à ce point de vue que les lectures absorbantes, les méditations, les occupations intellectuelles prolongées deviennent dangereuses. Après les repas, un exercice modéré, la distraction, les causeries légères, seront recommandés. Les personnes qui doivent leurs maux à l'irritation useront de mets légers, peu épicés, de viandes blanches et de facile digestion. Les vins seront pris avec modération, et les crus très-alcooliques même prohibés. Sans doute c'est dans des cas d'une étiologie semblable que se sont produites les guérisons consignées dans les traités spéciaux, et obtenus par l'usage de l'eau pure prise pour unique boisson, soit pendant les repas, soit dans l'intervalle de ceux-ci. Marmontel, Haller, Linnée se guérirent de migraines violentes par ce simple moyen, en prenant bien garde de faire usage aussi d'aliments légers, d'y joindre un exercice assidu, et la modération dans tous les besoins de la vie.

Cette méthode échouerait complètement chez la plupart des dyspeptiques, dont l'estomac s'acquitte mal de ses fonctions par suite de l'affaiblissement de la puissance assimilatrice. Ceux-là pourront fréquemment faire usage de viandes fortes, suffisamment assaisonnées, boire un vin généreux en petite quantité, faire des repas copieux, les répéter souvent, et se livrer à un exercice régulier et soutenu. Chaque malade a besoin d'un règlement de régime approprié, qui ne peut être indiqué d'avance. C'est ainsi qu'il est commun de voir des estomacs bizarres qui digèrent sans efforts et parfaitement le porc salé, le jambon, le bœuf, le gibier noir, et qui ne peuvent essayer l'usage du beurre, du lait, sans qu'il en résulte un violent accès de migraine. On trouvera des exemples de ces antipathies dans l'excellent traité des dyspepsies de Chomel, et dans le travail de Fothergill que j'ai déjà cité.

Tissot, en cas d'atonie, conseillait l'extrait de trèfle d'eau, et quelquefois des astringents plus énergiques, ou des toniques, tels que le quinquina. C'est de préférence à cette dernière substance que j'ai recours, et surtout au vin bien préparé, dont je conseille l'usage longtemps prolongé. La centaurée, la gentiane et les autres amers trouvent ici leur place ; et lorsque la chlorose complique la dyspepsie, les diverses préparations ferrugineuses, et spécialement le tartrate ferrico-potassique, qui m'a paru doué de propriétés applicables à cet état compliqué de l'estomac.

Le paullinia, administré avec succès par MM. Trousseau et Pidoux, doit agir aussi comme astringent. On l'administre tous les matins à la dose de un ou deux paquets de poudre d'extrait, pesant chacun 50 centigrammes.

J'ai vu guérir plusieurs migraines de la même nature par l'emploi des eaux gazeuses, et surtout des eaux gazeuses naturelles. Parmi les sources dont j'ai pu apprécier l'incontestable valeur, je citerai les eaux ferrugine[illegible] gazeuses de Sainte-Marie (Cantal), où de nombreux [illegible] trouvent souvent une guérison complète, et toujours un soulagement marqué. Ces eaux sont administrées selon la susceptibilité du sujet; leur dose peut être considérable. On peut user, dans le même but, des eaux de Vic (Cantal), des eaux de Bussang et de Spa, de Rippoldsau, Saint-Alban, etc. Les eaux de Seltz artificielles, consommées tous les jours aux repas, m'ont aussi permis de reculer ou de rendre plus légers des accès douloureux avant cela très-pénibles et très-fréquents.

Si le médecin traitant constate un embarras gastrique, il usera de la méthode évacuante, et il ordonnera les éméto-cathartiques peu de temps avant le moment présumé de l'accès. Ce mode de traitement, que l'on avait beaucoup trop généralisé il y a quelques années, ne doit être employé que rarement et avec beaucoup de circonspection.

Le café se présente encore avec tous ses avantages dans la migraine stomacale par asthénie, mais surtout comme abortif de l'accès. Il convient, dans ces cas, de l'administrer de bonne heure et très-chaud. Il peut réveiller alors l'action des glandes de l'estomac, et favoriser l'expulsion naturelle des glaires accumulées dans l'estomac. Cette action excitante locale doit être bien séparée de l'action générale névrosthénique que j'ai déjà constatée.

C'est de la même manière que peuvent agir, dans le traitement de l'accès, d'autres excitants que j'ai parfois employés avec succès, le thé, l'eau distillée de menthe, ou tout simplement le sel de cuisine. Je dois rappeler ici la remarque de M. Piorry, qui déclare avoir arrêté des accès imminents en faisant manger les malades. Cette précaution peut avoir son utilité, mais dans quelques cas assez rares. Les liquides alcooliques ne m'ont jamais paru diminuer la violence non plus que la durée de l'accès. Il en est de même de la caféine que j'ai trouvée complètement impuissante dans deux cas où j'ai voulu l'essayer.

Les femmes doivent abandonner l'usage du corset, du moins dans ce que cette pièce du vêtement offre de rigide et d'excessif. Il déforme l'estomac, et s'oppose au libre jeu de ses fonctions.

Je voudrais pouvoir établir un appareil volta-électrique dans la partie centrale et épigastrique d'un corset, appareil assez puissant pour que le fluide qu'il produirait fût capable d'élever considérablement la température de l'estomac à travers les téguments, en même temps qu'il exciterait la puissance nerveuse de ce viscère. Malheureusement je n'ai pu jusqu'à ce jour obtenir d'appareil commode et portatif assez puissant. Celui qui pourra le construire dans ces conditions rendra, j'en suis persuadé, un fort grand service aux dyspeptiques atteints d'hémicranie. En attendant, je remplace de mon mieux le futur appareil par des applications répétées de linges fortement chauffés, des frictions avec la brosse de flanelle, des liquides excitants, et la brosse volta-électrique.

§ 4. — *Migraine utérine.*

La migraine utérine est ordinairement un symptôme secondaire du dérangement des fonctions utéro-ovariques ; et tant que le malaise de ces fonctions persiste, on ne peut songer à guérir radicalement son expression. Mais si la migraine survient alors que le système génital paraît fonctionner normalement, il faut se comporter comme si l'on avait affaire à la migraine sensorielle directe, et l'on obtient souvent de bons effets des calmants et des antispasmodiques administrés en temps opportun.

Lorsque la maladie coïncide avec un retard ou une absence des règles, on traite la maladie principale, et, la normalité rétablie, la névrose disparaîtra. C'est alors que le médecin se trouve bien d'ordonner, au moment présumé des époques menstruelles, les pédiluves sinapisés, les sangsues au sommet des cuisses, les fumigations, les lavements et la tisane d'armoise. L'apiol des Drs Joret et Homolle, administré pendant quelques jours de suite avant les règles, peut être utilement employé, et m'a donné quelquefois de bons résultats.

Dans les cas où l'état chlorotique paraît dominer, il va sans dire que l'on doit chercher à ranimer la vitalité générale; c'est ici que les eaux gazeuses et ferrugineuses, les préparations martiales, produiront d'utiles effets. Le traitement de l'accès doit être basé sur les indications précédentes, et surtout sur les agents fluxionnaires utérins. On essaiera, si ceux-ci manquent, les moyens recommandés dans le premier paragraphe de cette partie.

§ 5. — *Migraine diathésique.*

Lorsque la migraine paraît être sous la dépendance d'un état diathésique, elle présentera les mêmes difficultés de traitement que la diathèse elle-même dont elle est une manifestation. Bien souvent ces états généraux n'offrent que bien peu de prise aux efforts de la thérapeutique, mais il n'en est pas heureusement toujours ainsi. La migraine syphilitique peut être victorieusement combattue par les préparations mercurielles et iodurées.

Il n'est certainement pas aussi facile de diagnostiquer et de traiter une migraine arthritique. M. Trousseau paraît vouloir respecter cette manifestation innocente de la diathèse, et laisser le goutteux et le rhumatisant en proie aux douleurs céphaliques. Ce devait être aussi l'opinion de Juncker, qui assurait que la migraine était la goutte de la jeunesse. Je n'ai point d'expérience personnelle suffisante à ce sujet; toutefois, voici ce qu'il me paraîtrait rationnel de tenter :

Le sujet devrait être périodiquement soumis à l'usage de quelques bains de vapeur; il suivrait un régime sobre, frugal, s'abstiendrait de liqueurs et de vins alcoolisés; il ferait un exercice fréquent, ajouterait à ses boissons du bicarbonate de soude, ou ferait usage des eaux de Vichy. Si cependant les migraines augmentaient sous l'influence de ce traitement, on le suspendrait, pour essayer les sels de lithine récemment préconisés. Si les accès au contraire s'éloignaient ou s'affaiblissaient, je crois que le traitement pourrait être heureusement couronné par l'établissement d'un cautère ou tout autre exutoire permanent. Les calmants et les antispasmodiques devraient être employés au moment de l'accès.

L'exutoire est la première des conditions exigées pour la cure des migraines herpétiques. Mais ici tout n'est pas à chercher, et la thérapeutique nous offre un agent précieux, quoique difficile à manier. Je veux parler des préparations arsénicales. Nous savons en effet, depuis les travaux de Biett, de Pearson, combien cet agent modificateur est utile dans les maladies herpétiques, et je pourrais fournir plusieurs observations de migraines guéries par cet agent, notamment une histoire d'un malade du Dr William Buel, reproduite dans le recueil de la Société de médecine de Paris. Il va sans dire que les doses seront au début très-faibles, et que les effets de ces agents toxiques puissants seront attentivement surveillés.

Le traitement de l'accès n'offre rien de spécial ; il se trouverait probablement bien des révulsifs cutanés et de l'électrothérapie. Le régime doit être frugal et léger.

Si l'on croit saisir quelque relation entre la production des accès de migraine et la persistance d'une diathèse scrofuleuse, on emploiera le traitement général antistrumeux qui ne peut, dans tous les cas, que modifier favorablement la constitution.

§ 6. — *Migraine pléthorique.*

Dans quelques cas assez rares, mais suffisamment caractérisés, la pléthore sanguine paraît déterminer des accès non équivoques de migraine. Cependant cette variété ne présente pas autant de gravité que les autres, parce que les retours des douleurs sont bien moins fréquents, et parce que d'ailleurs le traitement paraît avoir plus d'influence sur la répétition et la durée des accès.

Le régime des personnes sujettes à cette migraine sera léger; elles mangeront avec modération, boiront peu de vin, et s'abstiendront généralement d'excitants. Elles doivent aussi s'appliquer à modérer leurs passions, et principalement les passions déterminant une concentration ou bien une expansion violente des fluides vitaux, telles que l'amour, la haine, la colère. Il leur convient d'éviter les assemblées nombreuses, les habitations mal aérées, trop chauffées, l'exercice violent et prolongé.

Le traitement de l'accès est nettement indiqué; il faut diminuer la quantité du sang, et détourner de la tête son afflux habituel. Cette marche a été indiquée par la nature, qui, au rapport de tous les auteurs, a guéri des migraines pléthoriques par des hémorrhagies nasales, une artériotomie spontanée, ou le retour d'hémorrhoïdes et de congestions sanguines depuis quelque temps supprimées vers les parties inférieures.

Si le malade a donc été sujet à ces divers accidents, il conviendra d'opérer la saignée dérivative par les sangsues à l'anus, au haut des cuisses, par les pédiluves irritants ou sinapisés. Dans quelques cas, où l'afflux sanguin céphalique ne paraît en rapport avec aucune suppression, et surtout si l'on peut constater de la turgescence faciale, de la rougeur et du gonflement oculaires, lorsque les douleurs paraissent pulsatives, les sangsues devront être directement appliquées sur les tempes ou bien à la base du cou. Enfin, la saignée du bras sera pratiquée, et l'on aura recours, dans les cas graves et tenaces, à l'artériotomie.

Ce moyen, tombé tout à fait en désuétude aujourd'hui, paraît avoir produit d'excellents résultats entre les mains des anciens, des médecins de la Renaissance, et particulièrement entre les mains d'Ambroise Paré. Il va sans dire que la saignée est pratiquée à l'artère temporale, et la petite plaie doit guérir sous l'influence d'un pansement simple aidé de la compression.

Dans des cas semblables, M. Tavignot prétend s'être guéri, et avoir guéri de même plusieurs malades, en respirant largement et fréquemment pendant quelques secondes à plusieurs reprises. L'hématose deviendrait de la sorte plus complète, et les sinus cérébraux se débarrasseraient plus aisément du sang qui les distend (1). Cette expérience doit être au besoin renouvelée, et vient à l'appui des idées de M. Auzias-Turenne, que nous avons exposées déjà.

La compression des carotides pourrait être essayée dans le même but, et je crois qu'elle l'a été par le Dr Liston, qui se décida même, sur le soulagement obtenu, à pratiquer la ligature de la carotide primitive, pour remédier à des douleurs constantes et pulsatives, s'étendant à un seul côté de la tête (2).

De pareils essais ne peuvent être faits que par un opérateur britannique, et leur répétition ne peut être encouragée, quoique l'opération ait été, dans ce cas, couronnée de succès. Bien peu de gens d'ailleurs seraient tentés de prendre exemple là-dessus.

§ 7. — *Migraine traumatique.*

Le traitement que je viens d'exposer est aussi à peu près le seul que l'on puisse opposer à la migraine traumatique, sauf dans quelques circonstances dont je vais faire mention. Le médecin ne pourra guère concevoir l'espérance de guérir radicalement son malade ; tout au plus pourra-t-il espérer d'enrayer la fréquence des accès, et de rendre ceux-ci plus supportables. Comment guérir, en effet, une affection néo- ou hyperplasique du cerveau ou de ses enveloppes?... Que d'essais! Combien peu d'effets!... Si l'on est toutefois en droit de supposer que la migraine dépend d'une tumeur osseuse, surtout d'origine syphilitique, on instituera la médication par l'iodure de potassium, que l'on a vue, dans quelques circonstances, modifier aussi des tumeurs d'origine diverse.

Il me paraît superflu d'ajouter en finissant que, dans les cas de fracture, et si l'on soupçonne une compression, on doit faire des tentatives prudentes pour relever l'os déplacé.

(1) *Bull. gén. de thér.*, 15 juin 1850.

(2) *Journ. d'Édimbourg*, t. 62.

Si l'on soupçonne la présence de larves d'insectes, de corps étrangers quelconques dans les fosses nasales, les sinus frontaux, on poussera des injections huileuses et camphrées. Dans le premier cas, on fera des tentatives simples d'extraction; dans le second, soit par la préhension directe, soit par les injections forcées, comme on l'a souvent fait pour les corps étrangers de l'oreille externe.

Voilà les détails qui m'ont paru les plus intéressants, et les principes les plus sûrs, capables de guider le praticien dans l'institution et la poursuite du traitement, soit palliatif, soit curatif, des différentes espèces de migraines. A chacun de nous de saisir les indications et de varier l'application suivant les cas. Ce n'est pas là, je l'avoue, la tâche la plus facile dans l'espèce; j'espère cependant que mon travail pourra bien aider, pour sa part, à lever plus d'une difficulté.

TABLE

19

www.ingramcontent.com/pod-product-compliance
Ingram Content Group UK Ltd.
Pitfield, Milton Keynes, MK11 3LW, UK
UKHW020204200726
13856UKWH00003B/1198

9 782013 544863